饮水安全工程下的农村居民
生活用水管理

樊良新　著

科　学　出　版　社

北　京

内 容 简 介

居民生活行为研究是水资源管理学科的研究热点之一，也是保障农村饮水安全、构建节约型社会的基础。本书以国家农村安全饮水工程覆盖的村庄为例，采用问卷调查、用水日记和水表记录相结合的方法，研究了供水方式、供水时间对农村家庭生活用水行为的影响；构建了基于计划行为理论的居民节水行为模型；揭示了居民用水感知、节水意识、节水行为、节水动机与障碍之间的内在联系；构建了农村居民家庭生活用水模型，研究了农村家庭生活用水量驱动因子，预测了未来农村家庭人均生活用水量，并在此基础上对当前农村生活用水管理提出建议。本书能为揭示农村生活用水影响因素、识别农村生活用水行为内涵以及探索农村生活用水管理对策提供科学依据。

本书可供从事地理学、自然资源管理、农村问题研究的专业科研人员和高校师生作为教学参考，也可供农村环境政策、农村饮水安全工程、水资源管理与规划等方面的决策者和管理者阅读、参考。

图书在版编目（CIP）数据

饮水安全工程下的农村居民生活用水管理/樊良新著. —北京：科学出版社，2019.12

ISBN 978-7-03-063593-8

Ⅰ. ①饮… Ⅱ. ①樊… Ⅲ. ①农村给水–饮用水–给水卫生–卫生管理–研究–中国 Ⅳ. ①R123.9

中国版本图书馆 CIP 数据核字（2019）第 273446 号

责任编辑：张海娜 纪四稳 / 责任校对：王萌萌
责任印制：吴兆东 / 封面设计：蓝正设计

科 学 出 版 社 出版
北京东黄城根北街 16 号
邮政编码：100717
http://www.sciencep.com

北京建宏印刷有限公司 印刷

科学出版社发行 各地新华书店经销

*

2019 年 12 月第 一 版　开本：720×1000 B5
2019 年 12 月第一次印刷　印张：11 3/4
字数：234 000
定价：98.00 元
（如有印装质量问题，我社负责调换）

前　言

　　保障居民生活用水安全是衡量一个国家和地区发展水平及生活质量的重要标志，也是生态文明建设的重要组成部分。当前，我国农村饮水安全工程建设大幅提高了农村生活用水供给水平，但是缺乏对农村居民生活用水行为的系统分析与数据支撑，致使政府在农村用水定额制定、供给管理与价格制度制定等方面缺乏科学依据。本书以国家农村饮水安全工程覆盖下的 809 户农户为研究对象，采用问卷调查、用水日记和水表记录相结合的方法，系统地分析供水方式、供水时间对农村家庭生活用水行为的影响；基于计划行为理论并结合结构方程构建居民节水行为模型，剖析农村居民节水行为、节水动机与障碍及其内在原因；构建居民生活用水模型，系统分析农村家庭生活用水的主导因子与未来农村人均生活用水量变化；并在此基础上对当前农村生活用水管理提出建议。

　　本书共 11 章，具体内容如下：第 1 章绪论，阐述研究背景、目的与意义，对国内外居民生活用水与节水研究进行综述。第 2 章农村饮水安全工程概况，对我国农村饮水安全工程背景、供水方式、管理以及存在的问题进行简要概述。第 3 章研究内容与方法，阐述研究目标、内容以及技术方案等。第 4、5 章不同供水方式、供水时间下的生活用水行为，分析供水方式、供水时间对家庭生活用水行为的影响，为我国农村用水安全管理与供给提供阈值。第 6 章连续式供水方式下的生活用水与节水行为，系统分析连续式供水方式下的居民生活用水、节水行为、节水动机与节水障碍。第 7、8 章居民用水感知、节水意识与节水行为，分析居民用水感知、节水意识与节水行为之间的内在联系，构建基于居民节水意识的节水行为模型。第 9 章节水器具与节水行为，研究公众信息、价格、节水意识、销售行为等因素对节水器具购买意愿的影响。第 10 章农村生活用水量驱动因素及模型构建，在对前述章节研究的基础上，构建居民生活用水量驱动模型，揭示家庭生活用水量驱动因子。第 11 章农村生活用水量预测与管理对策，预测未来农村人均生活用水量，并对当地居民饮水安全管理、规划与政策制度制定提出建议，同时对本书的研究进行总结，为后续研究提出建议。

　　本书得到河南省高校科技创新人才支持计划（人文社科类）（2017-cxrc-027）、国家自然科学基金项目（41671514）、河南理工大学哲学社会科学创新团队项目

（CXTD2020-1）的支持，以及河南理工大学博士基金（B2015-16）和河南理工大学创新型科研团队（T2018-4）的资助。

目前国内有关农村居民生活用水行为研究正处于起步阶段，诸多问题有待深入研究，由于作者的水平有限，书中难免存在疏漏之处，恳请同行和读者不吝赐教。

樊良新

2019 年 8 月于河南理工大学

目　　录

第1章 绪 论

1.1 研究背景和意义

当前水资源短缺已成为制约社会经济发展和居民生活水平提高的重要障碍,全球约有 1/6 的人口面临严重的饮用水供给不足,其中约 80%的缺水人群位于农村地区(Dada et al., 2013; Potter and Darmame, 2010),为此,联合国千年发展目标(Millennium Development Goals, MDGs)的多数目标(如目标 3 促进两性平等并赋予妇女权力、目标 6 对抗艾滋病病毒以及其他疾病、目标 7 确保环境的可持续能力等)与农村生活用水的安全供给紧密相连(Bustreo, 2014)。

在我国,截止到 2012 年,约有一半以上人口(7.4 亿)居住在农村地区(WB, 2012),位置偏远、资金、技术缺乏和管理落后等,致使农村生活用水供给薄弱(徐佳等, 2015; 黄泽颖, 2014; 潘丽雯和徐佳, 2014)。农村地区饮水安全问题已成为影响居民健康、生活水平提高以及社会安定的主要因素。尽管农村生活用水量占其用水总量的比例不足 10%(中华人民共和国水利部, 2015),但因其与居民生活息息相关,保障居民生活用水供给安全一直是政府和学者关注的焦点。

自 20 世纪 60 年代以来,我国政府一直致力于农村生活用水供给的改善(吴佳鹏等, 2013; 孔珂等, 2011)。历经农村饮用水规划(1960—1970)、世界银行贷款项目(1984—1989)、"母亲水窖"工程(2001—2011)以及农村饮水安全项目(2005—2015)等一系列供水工程,逾 80%以上关中农村居民获得改善性供水(Li et al., 2015; Fan et al., 2013),农村的供水体系、供给能力以及水源质量均得到较大的提高。然而,水资源供给的改善又大大促进了居民的用水需求与浪费行为(王新娜, 2015)。在我国关中地区,需求量的剧增、粗放的管理、滞后的政策,致使多数供水系统已不能满足居民用水的需求,而不得不采用更为严厉的限制性用水方式(控制供水时间)来缓解需求压力(Fan et al., 2014)。

针对生活用水需求的持续增加,政府与相关部门采用一系列管理手段与措施来确保居民生活用水供给(陈伟等, 2015; 刘玉龙等, 2013; Ercumen et al., 2015; Manlosa et al., 2013),主要采用两种途径,即扩大供给和减少需求。由于扩大水资源的供给将受到经济因素、环境保护以及水资源总量的制约,越来越多的管理者倾向于从减少居民用水需求的角度来寻求解决途径(Bohmelt et al., 2014; Browne et al., 2013)。目前,通过管理手段和措施来促进居民在日常生活中合理用水、减少浪费已经成为国内外最常用的手段(Da Silva and Goodman, 2014; Xu et al., 2014)。然而，合理的管理策略的制定需要建立在对居民生活用水过程与行为深刻理解的基础上。因此，亟须开展基于现阶段我国农村饮水安全工程环境下的居民用水行为研究，科学评估农村家庭合理的用水需求，从而制定有效的管理措施与公共节水政策来应对当前和未来供给危机。

1.2　国内外研究进展

1.2.1　用水行为影响因素

人口增长、环境污染、气候变化及城镇化等使得水资源供给和需求之间矛盾突出。在农村地区，随着经济的发展与生活水平的提高，人均生活用水量逐年增加，农村生活供水面临巨大的压力(Keshavarzi et al., 2006)。截至目前，大量文献均集中于对城市居民用水量与用水结构的分析。研究表明，居民用水行为是一个复杂的过程且影响因素众多，涉及因素主要包括两个方面：

(1) 直接影响因素，如气候与季节差异(Campbell et al., 2004; Kenney et al., 2008)、激励/消极因素(如价格体系、奖励机制等)(Iglesias and Blanco, 2008；郭瑞丽等，2011；褚俊英等，2007；李翠梅等，2011；孔珂等，2011)、条例和法规(如水限制策略、地方及行业法规)(Kenney et al., 2008; Renwick and Green, 2000)、居住条件(如洗澡间、游泳池、房子大小、房子年龄等)(Campbell et al., 2004; 白黎等，2011)、家庭特点(如家庭组成、结构、节水行为、收入等)(Gilg et al., 2005; Loh and Coghlan, 2003; Potter and Darmame, 2010; Randolph and Troy, 2008; Renwick and Archibald, 1998; Syme et al., 2004; 张宁和张媛媛，2011)、自身特点(如节水意识、节水知识掌握情况等)(Syme et al., 2004; 程战利等，2011; 贾本有等，2010)。

(2) 间接影响因素，如个人主观因素(如主观规范、行为控制、态度等)(Beedell and Rehman, 1999; Hassell and Cary, 2007; Willis et al., 2011; 李建平等，2010; 贾本有等，2010)、对供水机构的信任度(Collins et al, 2003; Renwick and Archibald, 1998)、与他人相互信任度(Collins et al, 2003; Hassell and Cary, 2007; Jorgensen et al., 2009)、公平性(如决策过程、供水限制、水价机制等)(Potter and Darmame, 2010; 李翠梅等，2010; 张丽等，2011; 曹麟和蔡瑜，2010)、环境保护的观念与意识(Corral-Verdugo et al., 2002; Jackson, 2005; Willis et al., 2011)、经济社会统计特征(如户主性别、年龄、信仰与受教育程度等)(Campbell et al., 2004; Loh and Coghlan, 2003; Randolph and Troy, 2008)等。

1. 价格因素

依据经济学基本原理，任何稀缺和有需求的物品都具有一定的价格；在绝大多数情境中(干旱、污染)水资源属于稀缺的、人类必需的自然资源，因此水价越来越成为公众广为接受的公共政策管理工具(Chicoine and Ramamurthy, 1986)。然而，在多数情况下，生活用水需求往往不具备价格弹性，这是由水资源是延续生命、维持日常生活需求方面的不可替代性所决定的；同时相对低廉的水价、用户对价格感知的缺乏也是导致用水需求缺乏价格弹性的另一主要原因(胡峰, 2006; Arbués et al., 2000)。尽管如此，随着水资源供给的扩大化与市场化，价格的管理与调控作用将越来越大。

生活用水的水价结构可分为单一水价和阶梯式水价两种方式，近年来阶梯式水价得到国内外水资源管理者和学者的认可，阶梯式水价将是我国水价格结构改革与发展的趋势，如下所示：

$$R(Q) = \begin{cases} P_A Q & \text{(1-1a)} \\ P_A Q_A + P_B(Q - Q_A) & \text{(1-1b)} \\ P_A Q + P_B(Q_B - Q_A) + P_C(Q - Q_B) & \text{(1-1c)} \end{cases}$$

其中，P_A、P_B 和 P_C 分别表示各分段用水单价；Q 为实际用水量，Q_A、Q_B 为 A、B 分段用水水量。

若 $0 \leqslant Q \leqslant Q_A$，则适用式(1-1a)；若 $Q_A < Q \leqslant Q_B$，则适用式(1-1b)；若 $Q_B < Q$，则适用式(1-1c)。

阶梯式水价可以依据实际管理需要将用水量分为若干段，并针对各段用水特点设置各自的用水价格。其各段价格间既可以为递增方式，也可以为递减方式，目前递增水价被广泛应用到用水管理中。研究表明，采用递增水价既可以保障低收入人群的基本用水需求，又可以使用价格杠杆来调节高用水人群不合理的用水行为，从而促进高用水人群节约用水(Cuthbert, 1989)。

平均水价与边际水价是两种价格变量形式(胡峰, 2006)，部分学者认为边际水价对用水量的影响更大，如递增式水价可显著降低生活用水量(Nieswiadomy and Molina, 1991)。然而，也有学者认为当水价过低时，递增式水价作用不明显，用户所关心的仅仅为账单上所体现的总用水量和平均水费，此时平均水价对居民用水的需求作用更为显著。

由学者采用两种不同的水价结构所得出的需求价格弹性统计可知，二者(平均水价与边际水价)需求价格弹性系数无显著差异。在实际操作中，很难确定何种价格形式(平均水价与边际水价)对用水需求作用更大。Shin(1985)在研究家庭消费需求时，引入了感知价格 P 的概念来进一步表达价格对需求的影响。

$$P = \mathrm{MP}\left(\frac{\mathrm{AP}}{\mathrm{MP}}\right)^{K} \tag{1-2}$$

其中，MP、K 以及 AP 分别为边际价格、感知系数以及平均价格。

何种价格形式对用水需求影响更大取决于用户对自身用水与其价格信息的感知。此外，由于水费的收取存在滞后性，往往在用水产生后一个月到三个月才收取水费，用户的实际用水信息无法实时地显示在用水账单上。但是研究表明，较高的缴费频率和直观的账单形式将有助于用户更好地掌握其家庭用水信息，有助于体现价格的作用。

2. 家庭收入

家庭收入一般是指户均年收入或者人均年收入，研究表明，家庭收入与用水量呈现出显著的正相关性(Hewitt and Hanemann, 1995; Dandy et al., 1997; Arbués et al., 2000)。而家庭收入对用水量的影响主要以其他要素(用水器具、价格感知等)为媒介来作用于生活用水量(Lyman, 1992; Barkatullah, 1996)；一般而言，高收入家庭拥有更多的用水器具、卫生设备(洗碗机、洗衣机等)和休闲娱乐设施(游泳池、草坪等)从而表现出更多的用水需求；与此同时，家庭收入高的人群往往对水价的感知力较低，对价格调控的作用不敏感，客观上也会产生用水浪费行为。

3. 气候因素

在实际研究中，关于气候因素对生活用水量的影响，往往采用不同气候因子进行描述(Billings, 1982; Agthe et al., 1986; Nieswiadomy and Molina, 1988)，如 Foster 和 Beattie(1979)使用降雨量，Hewitt 和 Hanemann(1995)使用年蒸发量减去降水量。除此之外，光照、季节降雨量、温度等因子也被用来描述气候变量(Billings, 1987; Lyman, 1992)。气候因素首先影响室外用水量，特别是菜地浇灌用水、游泳池以及庭院清扫用水，干旱季节的家庭将使用更多的室外用水。季节因素也会影响室内用水如洗浴、洗衣用水，相对于冬季，夏季的室内用水量往往增加 2 倍以上。此外，气候因素也会对用户的心理产生影响，例如，雨季会降低居民对水短缺的感知，削弱节水动机(Nyong and Kanaroglou, 2001)。

4. 家庭成员构成

研究表明，家庭人口规模与成员结构显著影响着生活用水量，一项对法国市民用水的调查显示城市人口老龄化趋势与其用水量之间呈显著负相关，证实了老年人群用水更加节约；儿童和青少年人群较多的家庭往往会使用更多的水，青少年人群追求舒适生活与缺乏节约用水习惯为其主要原因(Nauges and Thomas,

2000)。此外，不同地区、家庭因其习俗、信仰不同而对用水量需求迥异，Andersen(2008)对普尔曼(Pullman)、华盛顿(Washington)、莫斯科(Moscow)以及爱达荷州(Idaho)居民用水进行了比较研究，发现具有集体主义观念的人群用水量相对较低。女性群体的用水行为往往决定着家庭用水需求量，因为她们既集家庭生活用水使用者、管理者和家庭卫生的维护者为一身，同时还承担着家庭主要的经济用水活动(Makoni et al., 2004)。家庭人口规模也是影响家庭用水量的另一个重要原因，大量的研究证实家庭人均用水量与家庭人口规模呈现显著负相关，即随着家庭人口规模的增加，人均用水量有下降趋势(Martin, 1999)。

5. 住房特点

房屋特征如密度、家庭大小、房屋位置甚至水龙头数量，它们和价格及用水限制一样对用水量都有很大的影响。Renwick 和 Archibald(1998)通过对比高密度建筑的住户(<0.03hm²/户)与低密度建筑的住户(>0.22hm²/户)的生活用水量，发现低密度的建筑比高密度的建筑因其拥有更多的绿地景观而需要更多的户外用水。在巴塞罗那(Barcelona)地区的研究同样证实了这一点，低密度住宅用户比中等密度住宅用户使用更多的水，同时发现住房密度、花园用水量以及游泳池也是影响用水量的主导因素，而个人住房面积、收入等对家庭用水量影响相对较小(Domene and Sauri, 2006)。即使房子特征与相同收入的家庭，在低密度建筑居住的住户往往比在高密度建筑居住的住户更容易受水价和非价格因素的影响。

6. 收费频率

研究表明，水费的收取频率会对消费者心理产生很大影响。较高的收费频率有助于消费者更好地理解价格(阶梯水价)结构、供水价格以及用水量之间的关系，有助于促使用水者形成节水行为，从而降低实际用水量；但同时，过高的收费频率又可能使消费者产生一种低用水量的错觉。当收取水费频率很低时，消费者遇到数量大的账单时会感叹用水量过大而促进节水行为的形成。与此同时，不同的费率方式应该针对不同的消费模式：Young 等(1983)发现递增式水价结构能显著减少居民生活用水量，而 Stevens 等(1992)则认为使用平均价格更加有助于估算居民生活用水量。

综上所述：虽然以上驱动因素均对生活用水行为有一定的影响，但这些因素在不同区域表现出巨大的差异性，如在尼日利亚(Nigeria)半干旱地区的 Katarko 村庄的研究表明，季节差异对用水行为影响很大，雨季时家庭生活用水量约为旱季的 2 倍，并存在着水浪费行为；此外，当地的习俗与文化也对其家庭用水行为(如取水)产生重要的影响(Nyong and Kanaroglou, 2001)。在津巴布韦(Zimbabwe)，性别因素在家庭用水中表现出重要的作用，妇女承担着家庭的主要用水行为以及家庭卫生，同样也是生产用水的主体如家畜用水以及制砖用水(Makoni et al., 2004)。因此，主导因素的确定，各因素与用水行为、用水结构的内在关系的揭示一直是研究的热点问题(张宁和张媛媛, 2011；Keshavarzi et al., 2006)。

1.2.2 用水行为模型

到目前为止，大量文献研究表明，居民生活用水行为受一系列复杂因素影响，涉及因素主要有气候与季节差异、居住条件、环境意识、家庭与自身特点等。目前国内外有关居民生活用水研究的相关模型主要有以下几类：

(1) 基于价格、价格结构、用水限制以及奖励机制等要素的经济学模型(Renwick and Archibald, 1998)；

(2) 综合家庭特点(收入、年龄、受教育程度和家庭结构大小等)、生活方式(花园、草坪、绿色的家居环境等)以及节水器具、政策等的社会学模型(Gregory and Leo, 2003；Lee et al., 2011)；

(3) 基于意识(问题、知识和机会)、理性因素(态度、意图和自我感知)和非理性因素(习惯、条件或非条件反射等)的环境行为学模型(Corral-Verdugo et al., 2002；Shove et al., 2010；Willis et al., 2011；Jorgensen et al., 2009)(图 1-1)。

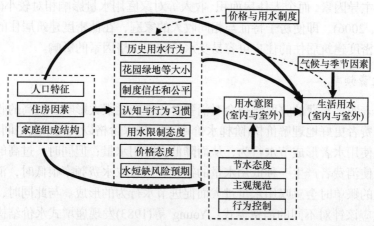

图 1-1　Jorgensen 等(2009)基于环境行为学的家庭生活用水模型

目前，环境行为学模型逐渐被接受，该模型认为人类的行为(环境保护、节水)主要涉及理性选择与态度作用两个方面：理性选择源自于经济学领域，多用于分析决策，是一种理想化的决策过程，通常可概括为最优化或效益最大化，即理性行动者趋向于采取最优策略，以最小代价取得最大收益；而态度作用是指人类在某个方面(用水、节水)的行为是由其在该方面的态度所决定的，并可以通过影响其用水行为态度来达到改变他们行为的目的(MacKenzie-Mohr et al., 1995；Rolls, 2001)。

1.2.3 节水行为影响因素

居民节水行为在鼓励消费者保护自然资源和支持环境的可持续发展中扮演着积极、重要的作用。随着农村生活用水量逐年增加，农村生活供水系统面临巨大的压力。目前世界各地对减少家庭日常用水量进行了大量的尝试，包括价格机制、用水限制措施、宣传教育以及激励机制等，这些方法对于减少生活用水量与改变不合理用水行为起到了一定的作用，如通过价格与政策的调控，居民会充分利用家庭灰水，减少不必要的水浪费行为，甚至部分居民会使用一些节水器具。Abdul-Razzak 和 Ali-Khan(1990)的研究表明，通过节水器具的使用可以减少坐便器(10%～90%)、热水器(7%～80%)、洗衣机(20%～25%)以及洗漱(30%～50%)用水量；通过节水宣传教育、灰水的利用、价格调控和定额供给分别可以减少 5%～20%、40%以上、10%～40%、10%～70%的用水量。另外一些影响家庭节水行为的因素有气候因素和家庭社会经济因素，气候因素有降雨量、气温，家庭社会经济因素有收入、人口以及年龄结构等家庭人口信息等。Keshavarzi 等(2006)的研究表明，家庭用水与户主的年龄呈现正相关，归因于老龄人缺少环境保护的知识与意识，致使其使用节水器具的积极性低；相对于低收入的家庭，高收入家庭的家庭生活用水多表现为室外用水量，如庭院、菜地和花坛等，而室内用水量相对稳定，无显著性差异，这部分人群的室外节水研究需引起足够的重视(Loh and Coghlan, 2003)。

水价策略、用水限制、供水方式以及个人节水积极性之间的相互作用仍然需要进一步研究。水价也会在短期内影响用水需求(Campbell et al., 2004)，但究竟是人们对水价高低和价格结构(如阶梯式递增水价)的意识，抑或是频繁缴纳水费行为是促使家庭进行节水行为的主要驱动力还不清楚，因此水价本身对家庭节水带来的影响也越来越受到质疑。多数研究表明，家庭用水量在很大程度上无价格弹性变化，是因为水价相对于家庭的收支比例过低(Worthington and Hoffman, 2008)；Barrett(2004)在研究家庭用水与水价的关系中指出，多数家庭对水价的变化不敏感，水价变化仅对少数户外用水量较大的家庭产生影响。

大量研究表明,最为有效的节水行为是使用节水器具或依赖用水行为的改变，如减少洗浴时间，改变庭院、花园的浇灌行为等(Victorian Government, 2004)。在英国，当地政府采用了多种措施来节约用水，如禁止用水管冲地、使用水表和提高水价等，试图使其人均用水量从目前的 250L/(人·d)，到 2030 年降低到 130～150L/(人·d)。然而，"Future Water" 则认为改变目前家庭用水态度和用水行为是实现这一目标的关键因素(Shove et al., 2010)。所有这些研究均表明影响家庭用水行为因素的复杂化和多元化，在不同的研究背景下其影响因素是不同的；即使同种因素在不同的研究区域内其作用也不尽相同。Corral-Verdugo 等(2002)认为居民家庭用水量的减少是可以通过节水意识与改变家庭用水习惯(如洗衣机负载、洗浴习惯等)来实现的;而在 Berk 等(1993)的研究中,具有高的收入水平、受教育程度及社会地位的人群的节水表现,并不是由于自身的用水习惯发生了改变,而是与节水器具使用的普及度密切相关。

1.2.4 节水行为模型

1. 计划行为理论

最初环境行为学研究过程中发现居民的环境态度与其实际环境保护行为之间的相关性往往令人失望,促使一些学者寻找更多、更可靠的行为影响因素,并研究了环境心理学领域内的各种理论与方法;其中使用最为广泛的理论模型为计划行为模型(Fishbein, 1963;Fishbein and Ajzen, 1975)。计划行为模型是扩展的理性行为模型(图 1-2),无论是计划行为还是理性行为,均认为影响某一行为的决定性因素为行为意图(Bagozzi et al., 2001;Chan and Fishbein, 1993;Paisley and Sparks, 1998)。理性行为使用两个指标来预测行为意图,即针对某项行为的态度和该活动所在的主观规范。在理性行为理论中,Conner 和 Armitage(1998)认为行为态度是个体对某特定行为的整体评价;主观规范为从事某特定行为中对他人、社会环境背景的感知。

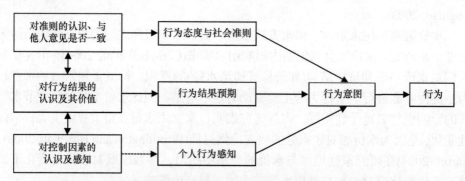

图 1-2 计划行为模型框架(虚线部分表示由理性行为扩展到计划行为)

在实际研究中发现,行为意图除了受上述两个因素影响,往往还受个体行为感知、信念影响,因此在理性行为框架中,增加了个人行为感知作为第三预测行为意图的元素,此时的理性行为理论发展为计划行为理论;感知行为控制实际上是个体对其执行某项行为难易程度的感知(Ajzen, 1985)。计划行为理论表明个人某种行为活动是由其相应的行为意图所决定的,而行为意图由个体行为态度、感知行为控制以及所在社会环境准则构成(图 1-2)。

家庭用水行为研究中,环境行为学模型最先试图用于家庭用水消耗量的预测。

Syme 等(1991)构建模型研究澳大利亚的住户对他们实际年用水量的态度，发现住户在花园上的投入、对水价的态度是家庭用水预测的重要因子。Gregory 和 Leo(2003)从"动机-行为-外部环境"角度来研究澳大利亚居民家庭用水行为，认为家庭的环境意识、个人行为、习惯以及背景特征如收入、年龄结构、受教育程度以及人口规模等均对家庭的用水行为产生重要影响。Corral-Vergudo 等(2002)对墨西哥公民用水影响因素调查发现，节水动机可使每年的用水量大大减少；节水动机包括自身用水量的感知、水费开支、社会准则(即对邻居节水的感知)以及保护水资源活动等。大多数居民(83%)对自身用水量的感知要低于他们实际用水量，而对他人用水量的感知往往要高于实际用水量，这种对用水量感知与实际用水之间的差异，导致人们对他人用水(节水)行为的感知往往与事实不符，并进一步影响自身用水行为，即当他们认为其他人存在着浪费水的行为时，会降低其节水动机。也就是说，当个人认为别人没有节约用水时，他就会觉得自己也没有义务去节约用水，并导致用水量增加。这个模型表明，家庭实际用水量受其他人如何用水感知(浪费或节约)的影响；居民往往会由于自身利益的驱使，耗尽共享资源。

Gregory 和 Leo(2003)基于意识(即问题、知识和机会)、非理性因素(习惯和反射)以及理性因素(即参与态度、意图、自我感知)建立节水行为模型，认为意识直接影响用水行为，其次分别为理性因素和非理性因素。Jackson(2005)提出了从两个方面理解人类的环境保护行为，即行为既受个人内在的特点如态度、价值观念、行为习惯和个人规范等的影响，又受外部环境特点，如利益和管理激励、制度约束以及社会认可等的影响。内外因素在解释人类节水行为中相互交织、相互影响，构成一个更加复杂的人类节水行为网络。

2. 3C 理论框架

Shove(2003)在计划行为理论的基础上，提出了 3C(清洁(cleanliness)、舒适(comfort)、便利(convenience))理论框架(图 1-3)，该理论认为除最基本生存需求之外，家庭的日常活动与时空组织均旨在实现个人或家庭在清洁、舒适、便利上的感知。因而任何家庭用水活动与时空组织的改变，其内在动机均是为了维护整个家庭系统清洁、舒适和便利的需要。由于家庭、个人对 3C 的认识和需求不同，其用水行为、时空组织与用水需求迥异。所以，3C 理论是判别家庭合理性用水需求、研究居民节水行为的理论基础。

除家庭最低用水(生存和基本卫生)需求外，家庭生活用水包括三部分，即清洁、便利和舒适，它是家庭节水的来源(Ropke, 2005; Shove, 2003)。清洁为家庭最基础消费，它是维持家庭日常活动秩序的重要组成部分(Krantz, 2006)，由一系列家庭活动(清扫房屋、洗浴和洗衣等)组成。由家庭基本用水活动及其衍生手段和措施变革(入户水龙头、24h 供水、洗衣机和热水器等)，进而实现家庭用水活动的便利性。洁净的环境、良好的秩序以及便利的生活，实现了居民生活的更高追求，即舒适度。舒适是个体与其所接触物理环境之间关系的自我认知(Krpan and Schnall, 2014; Baltenneck et al., 2012)；由于个体背景差异，不同人群对舒适度的认知迥异。由此，居民生活节水研究需要在用水行为解析和语境分析的基础上，综合 3C 体系来实现对居民节水行为判别与节水潜力的评估。

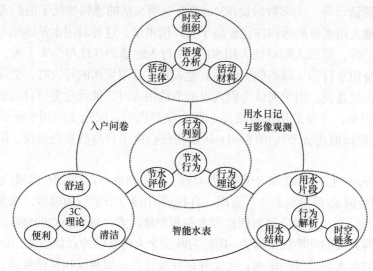

图 1-3　基于行为学与 3C 理论的居民节水行为模型框架

1.3　研究视角

1.3.1　存在的问题

当前国内对居民生活用水的研究多集中于价格因素对用水量与用水结构的影响，如阶梯水价、边际价格影响等。除了对价格因素讨论外，分别从家庭特征、激励措施、社会经济因素等对用水结构与行为也进行了一定的讨论，建立了相应的社会与经济学用水行为模型。但在以下几个方面研究存在不足，需进一步补充研究：

(1) 在研究对象方面，国内外的研究多集中于城市居民生活用水研究，而对于受传统习俗、文化影响深厚的农村生活用水研究较少。

(2) 研究对象供水方式单一，多为连续式(24h)供水环境下的生活用水研究，而针对当前发展中国家农村供水方式多元化背景下的生活用水研究不足，对供水方式、供水时间对家庭用水行为的影响探讨不足。

(3) 在居民节水行为研究中,对价格机制、限制措施、宣传教育以及激励机制等作用进行了一定的讨论,但是上述研究均建立在对当地居民节水行为、节水意识与节水环境充分认知的基础上,而目前在我国尚未对居民节水行为、节水意识开展有效的研究。

1.3.2 研究目标

基于当前农村生活用水研究现状,本书以渭河流域部分村庄为研究对象,以家庭为基本研究单元,研究影响农村生活用水行为的主导因素、居民节水意识与节水行为的关系,分析不同的供水方式与管理体系下的农户家庭日常生活用水行为,旨在揭示农村生活用水行为的内在规律,为渭河流域农村地区生活用水的综合规划与管理提供参考。

1.4 章 节 结 构

本书结构安排如下:

第 1 章绪论,阐述本书写作的背景、目的与意义,并对国内外居民生活用水与节水研究的现状进行论述,在此基础上对当前研究的不足之处进行归纳,并提出本书研究的切入点。

第 2 章农村饮水安全工程概况,对我国农村安全饮水工程的背景、供水方式、管理以及存在的问题进行简要概述。

第 3 章研究内容与方法,分别阐述研究的目标、内容以及技术方案等,对样点选择、问卷设计与用水日记进行重点介绍;进一步阐明用水日记信息可作为问卷调查数据的有益补充,确保数据的有效性。

第 4、5 章不同供水方式、供水时间下的生活用水行为,分析两种因素(供水方式、供水时间)对家庭生活用水行为的影响,得出供水方式、供水时间对农村生活用水结构与行为的影响,并确定农村最低生活用水量,为我国农村饮水安全管理与供给提供阈值。

第 6 章连续式供水方式下的生活用水与节水行为研究,分析农村居民在 24h 供水环境下的生活用水、节水行为,揭示当地居民用水结构与节水行为在不同用水人群间的差异,进一步论述当地居民的节水动机与面临的障碍,为农村节水公共政策的制定提供基础。

第 7、8 章居民用水感知、节水意识与节水行为,在前面对居民节水动机、节水行为阐述的基础上,系统分析居民节水动机与节水行为之间的内在联系,构建基于节水心理的居民节水行为模型，进一步明晰当地农村居民节水行为产生的内在因素。

第9章节水器具与节水行为，从节水型洗衣机入手，研究公众信息、价格、节水意识、销售行为、洗衣机性能等因素对居民节水型洗衣机购买意愿的影响，并提出建议与对策，促进居民节水器具购买意愿，提高节水器具的普及率。

第 10 章农村生活用水量驱动因素及模型构建。在综合前面章节研究的基础上，对农村生活用水的潜在影响因子进行分析，找出影响生活用水量的主导因素，揭示各因素之间的内在联系。

第11章农村生活用水量预测与管理对策，对未来渭河流域农村人均生活用水量变化进行预测，并为当地合理的水资源规划与管理政策制定提出建议。同时，对本书主要结论进行总结，探讨本书研究的局限性，并提出后续研究建议。

第2章　农村饮水安全工程概况

2.1　工　程　背　景

农村饮水安全是指农村居民能够及时、方便地获得足量、洁净、负担得起的生活饮用水。农村饮水安全工程是一项重大的民生工程,饮水安全关系到亿万农民的身体健康与生活质量,是农村居民关心的最基本、最现实的民生问题,也是社会主义新农村建设和推进基本公共设施、公共服务均等化的重要内容。我国人口众多,存在城乡二元结构体制,同时受自然、地理、经济和社会等条件的制约,农村饮水困难和饮水不安全问题突出。特别是占国土面积72%的丘陵山区,地形复杂,居民点分散,很多地区缺乏水源或取水困难。近年来,由于工业化的发展,部分地区受地质条件、污染以及矿业开采等因素综合影响,水源改变、水质污染,地下水中氟、砷、铁、锰等含量以及氨、氮、硝酸盐、重金属等指标超标,进一步加重了农村饮水不安全问题。

20 世纪 50 年代以来,我国政府一直致力于农村生活用水供给的改善(表 2-1),不断加大投入和建设力度,已累计解决了 4 亿多农村人口的饮水困难和饮水安全问题,其中"十一五"期间解决了 2.1 亿农村人口的饮水安全问题,我国农村家庭获得改善性供水已由 1990 年的 2.71 亿人增加到 2010 年的 6.82 亿人(图 2-1)。联合国千年发展目标报告中表明自 1990 年以来,在中国约有 4.57 亿的人口已经获得改善性供水(UNDP, 2012)。"十二五"期间解决近 3 亿农村人口和 11.4 万所农村学校师生的饮水安全问题。建设集中式供水工程 22.5 万处、受益人数 29106万;建设分散式供水工程 52 万处、受益人数 704 万,新建工程总供水能力约 2385万 m^3/d。同时,伴随着国家农村饮水安全项目(2005~2015)、"母亲水窖"工程(2001~2011)的实施,农村的供水体系经历了更大规模的转变,农村生活用水供给得到极大的改善。其中,国家农村饮水安全项目旨在 2015 年之前实现为所有农村家庭提供安全的饮用水(MWRC, 2012)。作为项目的重要组成部分,农村地区建立了数以万计的小型供水设施。其中,受水资源禀赋状况的影响,农村地区供水设施主要采用三种不同的供水系统(连续式供水、间歇式供水以及公共供水点供水)。供水设施主要由当地村民委员会负责,自主制定供水策略和实施日常管理。

表 2-1　中国农村饮水安全工程一览表

年度	工程进展
20 世纪 50 年代	结合灌溉工程来解决饮用水问题
20 世纪 60 年代	(1) 开展全国农村饮用水规划； (2) 组织农户挖水窖、水井以及水塘
20 世纪 70 年代	(1) 机电井被广泛地应用于农村生活用水的供给中； (2) 约 4000 万人口和 2000 万家畜受益于农村供水工程
1980~1990 年	(1) 1983 年开始执行农村饮用水项目； (2) 1984~1989 年世界银行低息贷款扶持农村供水项目； (3) 截至 1990 年，我国农村建立了 220 万小型供水系统，约 1.3 亿人口和 8000 万头家畜受益
1991~2000 年	(1) 1991 年解决农村地区饮水困难、提倡节水列入 "社会发展十年规划和第八个五年计划纲要"； (2) 1994 年启动的 "八七扶贫攻坚计划" 中涉及解决农村贫困地区人畜饮水困难问题
2001~2010 年	(1) 2001 年开展 "母亲水窖" 工程； (2) 2005 年启动国家农村饮水安全工程项目

数据来源：MWRC(2012)和 Shen(2006)。

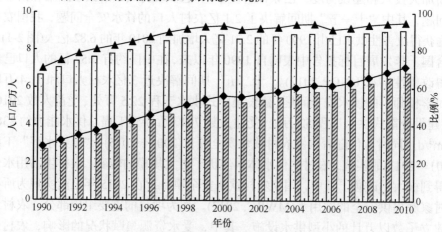

图 2-1　中国获得改善性供水农村人口

数据来源：Shen(2006)

2.2 水 源 建 设

1. 水源选择

依据国家和地方关于水资源开发利用的规定，通过勘查与论证，对水源水质、水量、工程投资、运行成本、施工、管理和卫生防护条件等方面进行充分论证，选择水质符合生活饮用水卫生标准、水量充足、供水系统技术经济合理、运行管理方便的水源。水质是水源的关键，是首先重点关注的对象。其次是水量的保证，水源可供水量既要满足目前用水需求，还要考虑未来发展需要，做好水资源供给量和需求量预测，进行水量平衡，并要特别关注枯水期的水量供给。再次，考虑节约供水成本，充分利用当地现有的蓄水、引水等水利工程，优先选择能自流引水的水源；需要提水时，选择扬程和运行成本较低的水源；也可结合防汛、抗旱等需要规划建设中小型水库作为农村供水水源。

2. 水源保护

水源的保护是保证水质和饮水安全的重要组成部分，依据《中华人民共和国水法》、《中华人民共和国水污染防治法》和《饮用水水源保护区污染防治管理规定》等，农村饮水工程需要采取有效措施，加强水源保护，主要措施包括：

(1) 划定水源保护区或保护范围。规模以上集中式供水工程，按照国家相关规定，针对不同水源类型，综合当地的地理位置、水文、气象、地质、水动力特征、水污染类型、污染源分布、水源地规模以及水量需求等因素，划定水源保护区，并利用永久性的明显标志标示保护区界线，设置保护标志。规模以下集中式供水工程和分散式供水工程，也要根据当地实际情况明确水源保护范围。

(2) 加强水源防护。以地表水为水源时，要有防洪、防冰凌等措施。以地下水为水源时，封闭不良含水层；水井设有井台、井栏和井盖，并进行封闭，防止污染物进入；大口井井口还需要保证地面排水畅通。以泉水为水源时，设立隔离防护设施和简易导流沟，避免污染物直接进入泉水；引泉池应设顶盖封闭，池壁应密封不透水。

(3) 加强宣传教育。采取多种形式，传播相关知识，提高公众保护水源意识，逐步完善公众参与和监督机制，积极引导和鼓励公众参与水源保护工作。

(4) 水污染防治。控制在水源保护区上游发展化工、矿山开采、金属冶炼、造纸、印染等高污染风险产业；加强地下水饮用水水源污染防治，严格控制地下水超采；加强水源保护区环境监督执法，强化企业排污监管；建设生态缓冲带等措施涵养水源、减少水土流失和控制面源污染等。

2.3　供水方式与规模

　　根据水源条件、用水需求量、地形、居民点分布等多种条件，因地制宜、合理地确定饮水工程类型。提倡建设净水工艺简单、工程投资和运行成本低、施工和运行管理易行的供水工程。对于水质差，如氟、砷、苦咸水和铁锰等水质超标的地区，需采用适宜的水处理技术，实行分质供水。

　　1. 集中式供水

　　集中式供水是供水单位在水源集中取水，通过输配水管网将水送到用户或者公共取水点的供水方式。集中式供水工程有利于水源的选择，供水保证率高，水质易保证，用户使用方便，便于管理、监督和维护，特别适用于人口居住相对集中连片的地区，在条件具备的农村应优先选用。集中式供水主要工程形式有跨乡镇、联村、单村集中式供水工程。集中式供水工程主要建设内容包括水源工程、取水建(构)筑物、输水工程、净水(包括消毒)工程、二泵站、调蓄(调压)构筑物、配水管网工程、入户工程以及输配电工程等；管理设施包括建设管理用房，管理办公设备、必要的计量和信息化管理设施，较大规模的集中式供水工程中要有常规水质化验室。另外还有水源保护和设施保护措施，如围墙建设等内容。常用集中式供水工程根据水源可分为机井提水、泵站取水、自流引水工程和集雨蓄水工程等形式(图 2-2)。通过不同水源获得的水均经过消毒处理、调蓄，经过管网输送给用户。

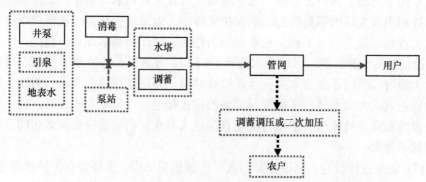

图 2-2　集中式供水工程示意图(虚线部分表示不同工艺可选部分)

　　2. 分散式供水

　　分散式供水是相对于集中式供水的，指分散住户直接从水源取水，无任何设施或仅有简易设施的供水方式。在水源匮乏、居民点分散且规模小、地形复杂、电力不能保障等情况下,才考虑建造分散式供水工程。依据水源的不同,分散式供水工程有多种形式,可根据当地具体条件选择。在水资源缺乏或开发利用困难,但多年平均降雨量高的地区,可建造雨水集蓄供水工程,主要包括雨水收集、集雨场、沉砂池、粗滤池、水窖等五大模块。水资源缺乏但有季节性客水或泉水时,可建造引蓄供水工程;有良好浅层地下水或泉水但居民点小而分散的,可建造分散式供水井或引泉工程,采用分散式供水井(筒井、手动泵)将水供给到各户。分散式供水工程管理分散,应加强卫生防护和生活饮用水消毒。有条件的用户,可采用电灭菌器、臭氧发生器等消毒设备,或采用氯消毒片、漂白粉、漂粉精等消毒剂进行消毒。

3. 供水规模

合理确定供水规模,在满足所需水量前提下,保证工程建设投资合理性和工程运营经济性。供水规模(即最高日用水量)主要由以下几项组成:居民生活、饲养畜禽、公共建筑及设施、消防等用水量以及管网漏失和未预见水量等。供水规模的确定,主要通过供水范围内上述各项用水量现状调查,参照相似条件、供水工程情况,综合考虑水源状况、气候条件、用水习惯、居住分布、经济水平、发展潜力、人口流动等情况等综合确定,使之与当地农村经济发展水平相适应,既满足现状供水要求又为未来发展留有一定空间。通过对上述因素(居民生活、家畜、公共设施、消防用水、官网漏失等)计算得出不同区域人均综合用水量。其中,西北地区综合用水量为 50~70L/(人·d),东北地区为 50~80L/(人·d),华北地区为 60~90L/(人·d),西南地区为 60~90L/(人·d),中南地区为 70~100L/(人·d),华东地区为 80~110L/(人·d)。以人均综合用水量乘以设计人口数,即工程供水规模。

2.4 水 质 监 控

1. 水质监控内容

水质监控建设主要包括取水构筑物、净水构筑物、泵站、消毒设施设备、输水和配水管网、调节构筑物、水厂水质检测等配套设施七大模块(中华人民共和国国家发展和改革委员会等,2014)。

(1) 取水构筑物,从选定的水源(包括地表水和地下水)取水。地表水取水构筑物一般有固定式、移动式、山区浅水河流式和湖泊水库取水构筑物等;地下水取水构筑物包括管井、大口井、渗渠、辐射井及引泉设施等。

(2) 净水构筑物,对引、提取来的水进行净化处理,使其达到国家饮用水水质卫生标准。

(3) 泵站，包括提取原水的取水泵站和输送清水(净化后水)的配水泵房，在部分地区，也包括设于管网中的加压泵站等。

(4) 消毒设施设备，如液氯、次氯酸钠、二氧化氯、紫外线装置等。

(5) 输水和配水管网，前者将原水输送至水厂，后者将清水(处理后的水)配送到各用户的管道系统。

(6) 调节构筑物，包括供水系统中各种类型的储水构筑物，如高位水池、水塔或清水池等，用以储存和调节水量。

(7) 水厂水质检测等配套设施。水厂水质检测，包括微生物指标、毒理指标(砷、镉和铬等)、感官性状和一般化学指标、放射性指标(总α放射性和总β放射性)和消毒剂指标的检测等常规检测项目，还包括依据各地不同情况制定的部分非常规检测项目。

2. 水质净化措施

规模以上农村饮水安全工程宜采用净水构筑物，供水规模小于1000m³/d或受益人口小于1万人的农村饮水安全工程可采用一体化净水装置。规模较大的水厂采用液氯、次氯酸钠或二氧化氯等对净化后的水进行消毒；规模较小的水厂采用次氯酸钠、二氧化氯、臭氧或紫外线等对净化后的水进行消毒；分散式供水工程可采用漂白粉、含氯消毒片或煮沸等家庭消毒措施等对饮用水进行消毒。

3. 水厂水质检测

集中式供水工程按照生活饮用水卫生标准、村镇供水工程技术规范和村镇供水单位资质标准的要求，对水源水、出厂水和管网末梢水进行检验。规模较大的供水工程需设化验室，并配备相应的水质检测设备；规模较小的供水工程可配备自动检测设备或简易检验设备，也可委托具有生活饮用水化验资质的单位进行检测。

农村饮水安全水质检测室(中心)建设应具备以下基本条件：

(1) 有相应的工作场所和符合标准的水质化验室，配备检测42项以上的水质指标的专用检测设备、仪器。

(2) 有相应卫生检验或分析化学类等相关专业背景，且经过培训具有认定资质的专业水质检测人员。

(3) 具备对本区域内所有农村饮水安全工程的常规水质检测(42项水质指标)能力(包括流动水质检测装备如水质检测车等)。

根据上述目标，水质检测所需仪器设备一般配置如下：

(1) 基本配置，满足浊度、色度、气味、肉眼可见物、化学需氧量(COD)、氨氮、细菌总数、总大肠菌群、耐热大肠菌群、余氯、pH 等 11 项常规指标所需的检测仪器设备。

(2) 常规配置，具备《生活饮用水卫生标准》(GB 5749—2006)中 42 项常规检验指标和《地表水环境质量标准》(GB 3838—2002)水源地水质常规检验指标检测能力所需的仪器设备。

2.5　水质处理技术

针对水质不合格与水量不足、保证率低、取水不方便等造成的饮水不安全问题，可采取相应的技术措施，包括常规处理，除氟、除盐和生物污染水处理等(中华人民共和国国家发展和改革委员会等，2014)。

2.5.1　水源浊度处理

对于水源水质良好的地下水或泉水，当水质符合地下水质量标准要求时，可只进行消毒处理。当地表水(溪水、水库水、河湖水)属于低浊度(低于 20NTU)水，其他水质指标符合地表水环境质量标准要求时，可采用低浊度地表水净化工艺；若地表水水源属于高浊度(高于 20NTU，低于 500NTU)水，则采用高浊度地表水常规净水工艺(图 2-3)。

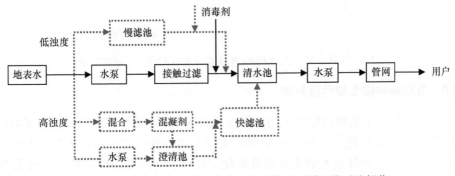

图 2-3　地表水净化工艺流程(虚线部分表示不同工艺可选部分)

2.5.2　氟超标处理

若水源含氟超标，则需要进行除氟处理，主要措施是将含氟水通过由吸附剂组成的滤层，氟离子被吸附在滤层上，以此达到除氟的目的。将含氟水抽取到放有吸附剂的吸附罐进行吸附过滤，加入消毒剂处理后，再抽入清水池中，输送到各户。主要吸附剂有活性氧化铝、骨炭、活化沸石、多介质吸附剂等。

2.5.3　苦咸水处理

苦咸水可采用电渗析法和反渗透法：①电渗析是在外加直流电场的作用下，利用阴、阳离子交换膜，使水中阴、阳离子反向迁移，达到苦咸水淡化的目的。电渗析法的特点是操作简便，设备紧凑，占地面积小，水资源利用率可达60%～75%；缺点是产生大量的浓盐水需要妥善处置。②反渗透法是在压力作用下，原水透过半透膜时，只允许水透过，其他物质不能透过而被截留在膜表面的过程，其特点是占地少、建设周期短、净水效果好，出水水质稳定，但是对原水水质要求高，要增加预处理工艺，运行成本较高，产生大量废水要妥善处置，适用于分质供水。

2.5.4　铁、锰处理

锰和铁的化学性质相近，所以常共存于地下水中，铁的氧化还原电位比锰低，因此锰比铁难以去除。当含铁量与含锰量过高时，也可采用两级曝气、两级过滤，一级过滤用作接触氧化除铁，二级过滤用作生物除锰(图2-4)。

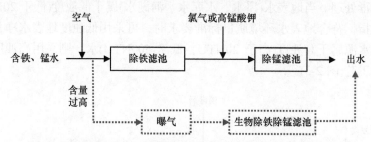

图2-4　除铁、锰工艺流程图(虚线部分表示不同工艺可选部分)

2.5.5　有机物和微生物污染处理

当常规处理工艺难以使微生物污染水达到饮用水水质标准时，一般可采取增加预处理或深度处理等措施，根据原水水质采用一种或多种组合工艺。有机物和微生物污染水处理技术措施包括常规化学处理、活性炭处理以及臭氧氧化-生物活性炭处理。

(1) 常规化学处理：对于微生物污染原水，投加适量氧化剂(高锰酸钾)、粉末活性炭进行预氧化和去除有机物。

(2) 活性炭处理：应用活性炭处理水中的污染物，尤其是可使有机污染物得以去除，以弥补常规化学处理的不足。

(3) 当常规化学处理不能去除原水中的有毒有害有机污染物时，需增设臭氧和生物活性炭组合工艺(图2-5)。

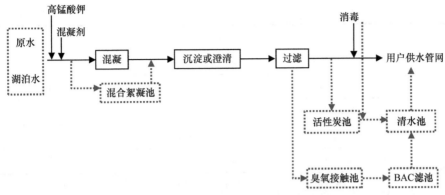

图 2-5　有机物和微生物污染水处理工艺流程图(BAC 指生物活性炭)

2.6　工程投入与收益

2.6.1　工程建设投入

1. 集中式供水工程建设投入

1) 地下水源工程

以地下水或泉水为水源,水质符合地下水质量标准的,可只进行消毒处理。该类工程受益人口规模为 500~1500 人,平均按 1000 人计。其中,管井井深一般为 60~200m,大口井井径 4~6m,井深 10~20m(中华人民共和国国家发展和改革委员会等,2014),工程投资估算见表 2-2。

表 2-2　集中式供水工程投资估算

水源类型	工程(设备)名称	规模、规格	费用/万元
地下水源	水源工程	管井井深 60~200m,大口井井深 10~20m,泉水	3.6~12
	机电设备、变频装置		6~7.5
	清水池	体积 100~150m³	5~7.5
	消毒设备	处理能力 50g/h	1~2
	输水管道	长度 1~2km	3.8~7.6
	配水管网		25~29
	管理用房	面积 30~45m²	3~4.5
	合计		47.4~70.1

续表

水源类型	工程(设备)名称	规模、规格	费用/万元
地表水源	水源工程(地表水)	地表水取水构筑物	13~25
	常规处理	净水构筑物或一体化净水器	13~19
	清水池(高位水池)		6~9
	配水泵房	面积 45~60m²	4.5~6
	消毒设备	处理能力 150g/h	4.5
	输水管道	长度 1~5km	3.8~19
	配水管网		55.5~65.9
	变压器及供电系统		20~31.5
	水厂管理用房及厂区		24~40
	合计		144.3~219.9
管网延伸	输、配水管网		104~130.5
	清水池	体积 100~150m³	5~7.5
	消毒设备	处理能力 150g/h	4.5
	加压泵房及管理用房	面积 100~120m²	10~12
	供电系统	变压器、泵、高低压配电	12~15
	合计		135.5~169.5

2) 地表水源工程

以地表水(水库水、江河水)为水源,符合地表水环境质量标准Ⅲ类及Ⅲ类以上水体水质要求的,可根据水源水质浊度选用常规水处理(混凝、沉淀、过滤)加消毒等水处理工艺达到生活饮用水卫生标准。一般单个工程受益人口为 2000~4000 人,平均按 3000 人计,投资估算见表 2-2。

3) 管网延伸工程

管网延伸工程投资费用较低,一般单个工程受益人口为 2000~4000 人,平均按 3000 人计,工程投资估算见表 2-2。

2. 分散式供水工程建设投入

居住分散、无条件建设集中式供水工程时,以建筒井或集雨水窖等分散式供水工程为主。按平均每户 4 人计算,筒井与集雨水窖供水工程投资估算见表 2-3。

表 2-3　分散式供水工程投资估算

分散式供水工程类型	工程(设备)名称	规模、规格	费用/元
筒井	水源工程(筒井)	井径 0.8~1m 井深 10~20m	1250~1750
	取水泵、供电线路		500
	管道、水龙头		430~500
	合计		2180~2750
集雨水窖	集雨场	水泥抹面面积 150~250m²	760~1250
	蓄水池(水柜)	体积 30~40m³	2400~8000
	简易过滤池	体积 1m³	240~750
	合计		3400~10000

2.6.2　水质处理工程投入

1. 除氟供水工程

在氟超标地区，一般采用活性氧化铝或活化沸石吸附水处理除氟工艺，该类型工程供水人口一般为 1000~3000 人，平均按 2000 人计。吸附除氟工程人均综合用水量 60L/(人·d)，设计供水规模为 120m³/d，需选用 2 套 8m³/h 除氟罐，每天工作 8h。反渗透除氟工程人均综合用水量按 30L/(人·d)计，设计供水规模 60m³/d，该区域选用 1 套 8m³/h 反渗透装置，装置每天工作 8h(中华人民共和国国家发展和改革委员会等，2014)。该工程投资估算见表 2-4。

2. 除盐供水工程

苦咸水地区如河北、吉林、青海、陕西、甘肃、宁夏、新疆等省区，需进行除盐处理。除盐工程目前采用电渗析技术和反渗透工艺。该类型工程供水受益人口为 1000~3000 人，平均按 2000 人计，人均综合用水量按 20~40L/(人·d)，采用产水量 5~8m³/h 电渗析或反渗透装置(每天工作时间 8~10h)。除盐供水工程水处理成本较高，实行分质供水，供生活饮用水。工程投资估算见表 2-4。

3. 除铁、锰供水工程

采用凿管井(井深 80~250m)和铁、锰处理的工艺路线建设供水工程，一般采用一级曝气氧化过滤法除铁、锰工艺；当锰含量较高时，则需采用二级生物过滤法除锰。该类型工程供水受益人口为 1000~3000 人，平均按 2000 人计，人均综合用水量按 60L/(人·d)计，设计供水规模为 120m³/d，应选用处理能力为 8m³/h

除铁、锰罐(2 套)。工程投资估算见表 2-4。

表 2-4 水质处理工程投资估算

类型	工程(设备)名称	规模、规格	费用/万元
除氟供水工程	水源工程凿井	管井井深 60～120m	3.6～7.2
	井房、管理用房	面积 30m²	3
	除氟罐、反渗透装置	除氟罐处理能力 8m³/h(2 套)；反渗透装置处理能力 8m³/h(1 套)	30～38
	除氟设备厂房	面积 100～120m²	10～12
	清水池	体积 100～150m³	5～7.5
	消毒设备	处理能力 100g/h	3
	输水管道		3.8～7.6
	配水管网		33～52.5
	机电设备与供电系统		12～15
	合计		103.4～145.8
除盐供水工程	水源工程凿井	管井井深 90～300m	5.4～18
	电渗析、反渗透装置	处理能力 5m³/h，8m³/h	30～38
	除盐设备厂房	面积 120m²	12
	储水池(室内外分设)	体积 30m³、50m³ 各 1 座	4.8～5
	消毒设备	处理能力 100g/h	3～4
	输水管道	长度 1～2km	3.8～7.6
	配水管网		33.2～46
	机电设备与供电系统	泵、变压器、高低压配电	12～15
	合计		104.2～145.6
除铁、锰供水工程	水源工程凿井	管井井深 80～250m	4.8～15
	井房与管理用房	面积 30～45m²	3～4.5
	清水池	面积 100～150m²	5～7.5
	除铁、锰罐	处理能力 8m³/h(2 套)	18～22
	除铁、锰罐设备厂房	面积 100～120m²	10～12
	消毒设备	处理能力 100g/h	3
	输水管道	长度 1～2km	3.8～7.6
	配水管网		42～54.8
	机电设备与供电系统		12～15
	合计		101.6～141.4

4. 县级农村饮水安全水质检测室(中心)投资

县级农村饮水安全水质检测室(中心)能力建设的基本要求是具备对本区域内农村饮水安全工程的常规水质检测(42 项水质指标)能力(包括流动水质检测装备如水质检测车等)。水质检测所需仪器设备等配置见表 2-5。

表 2-5　县级农村饮水安全水质检测室(中心)设备配置

项目	仪器设备	功能
基本配置	1. 余氯比色器	余氯测量
	2. 浊度仪	浊度测量
	3. 超净工作台/培养箱/干燥箱	微生物检测
	4. 显微镜	微生物检测
	5. 分光光度计(或紫外分光光度计)	氨氮等检测
	6. 电子天平(万分之一精度)	称量
	7. 酸度计	pH 测量
常规配置	8. 气相色谱仪	农药残留、消毒副产物及痕量无机物检测
	9. 原子吸收分光光度计	重金属元素检测
	10. 原子荧光分光光度计	汞、砷、硒等检测
	11. 红外测油仪	石油类检测
	12. 低本底放射性测定仪	放射类物质检测
	13. 水质检测车	流动水质检测

注：水样的采集、保存和运输，水质检测按照《生活饮用水标准检验方法》(GB/T 5750—2006)执行。

通过测算，建设一个县级农村饮水安全水质检测室(中心)，购置水质检测仪器及设备，通常需要 66 万~78 万元，按平均水平计算，每个县需 72 万元。

2.6.3　工程日常管理投入

农村饮水安全工程运行费用的计算包括水资源费、电费、药剂费、工资福利费、折旧费、维修费、财务费用和管理费等。

(1) 水资源费。水资源费根据有关标准确定。

(2) 电费。电费=耗电量×单价。耗电量计算公式为

$$耗电量 = 1.05 \times \frac{QH \times 365}{102 \times 3.6 \times K_d} \times \frac{W}{\eta} \tag{2-1}$$

其中，Q 为最高日供水量，m^3/d；H 为工作全扬程，m；W 为水泵和电动机效率，

kW/(m³·m)；η 为水泵和电动机的效率，%；K_d 为日变化系数。

当 Q 为平均日供水量时，不考虑日变化系数。单价依据建设项目所在地的实际规定计算。

(3) 药剂费。水处理过程中必须投加的处理药剂，有各种凝聚剂、液氯、漂白粉等。药剂费是各种药剂投加量与该药剂单价的乘积之和，按年计算。

(4) 工资福利费。

$$工资福利费=水厂定员×每年人平均工资福利费 \qquad (2\text{-}2)$$

集中式供水工程参照《村镇供水站定岗标准》配备管理人员，每年人平均工资福利费根据当地实际水平确定。

(5) 折旧费。对于农村供水项目，为计算简便，可采用对全部建设投资按综合提取折旧的方式计算折旧费，综合提取折旧率通常取 4.5%～6.5%(土建构筑物费用在总投资中所占比例较大的工程，可适当降低)。

(6) 维修费。维修费是水厂总的维修费用(一般为折旧费的 30%～50%)，计算方法为

$$维修费=折旧费×百分比 \qquad (2\text{-}3)$$

(7) 财务费用。财务费用是指企业为筹集资金而发生的各项费用，包括生产经营期间发生的利息净支出、汇兑净损失、金融机构手续费以及筹资发生的其他财务费用。

(8) 管理费。管理费是指企业行政管理部门为管理和组织经营活动发生的各项费用(一般取电费、药剂费、工资福利费总和的 3%～9%)。农村供水项目的管理费可按式(2-4)估算：

$$管理费=(电费+药剂费+工资福利费)×百分比 \qquad (2\text{-}4)$$

2.6.4　工程效益计算

工程效益主要从减少医药费支出、节省劳动力、发展庭院经济及其他副业带来的转移效益等方面分析计算。评价指标有经济内部收益率(EIRR)、经济净现值(ENPV)、经济效益费用比(EBCR)等，计算公式如下。

(1) 经济内部收益率为

$$\sum_{t=1}^{n}(B-C)_t(1+\text{EIRR})^{-t}=0 \qquad (2\text{-}5)$$

其中，B 为年效益，万元；C 为年费用，万元；n 为计算期，年；t 为计算期各年的序号；$B-C$ 为第 t 年的净效益，万元。

(2) 经济净现值为

$$\text{ENPV}=\sum_{t=1}^{n}(B-C)_t(1+i_s)^{-t} \qquad (2\text{-}6)$$

其中，i_s 为社会折现率，$i_s=7\%$；其余符号同式(2-5)。

(3) 经济效益费用比为

$$\text{EBCR} = \frac{\displaystyle\sum_{t=1}^{n} B_t(1+i_s)^{-t}}{\displaystyle\sum_{t=1}^{n} C_t(1+i_s)^{-t}} \tag{2-7}$$

其中，B_t 为第 t 年的效益，万元；C_t 为第 t 年的费用，万元。

根据以上公式，计算出国民经济评价指标。经济内部收益率大于或等于社会折现率，经济净现值大于或等于零，则可认为本饮水安全工程在国民经济评价上是合理的。

2.7　农村饮水安全工程存在的问题

尽管农村饮水安全工程取得了很大成就，但农村供水设施总体上依然薄弱，解决农村饮水安全问题任务依然十分艰巨，主要存在以下问题。

1. 农村饮水不安全人口众多

虽然我国农村饮水安全工程覆盖人口逐年增加，但是我国仍然存在一定数量的农村饮水不安全人口，要使这些不安全人口达到饮水安全，任务依然十分艰巨。随着农村饮水安全工程的推进，农村饮水不安全人口明显减少。但与此同时，农村饮水不安全人口数目也可能在部分地区出现新增，主要为气候变化或地下水超采等原因造成的水位下降，这些原因都会造成饮用水供给量大幅度降低甚至枯竭。随着经济发展而来的工农业废水、采矿、农村生活垃圾、农药化肥、废水污染等造成水源水质下降也是导致农村饮水不安全人口增加的主要因素。另外，20 世纪 90 年代前的工程设计施工标准偏低，一些工程由于运营管理等问题可能报废失效，还有大量新增饮水不安全人口需要纳入规划解决，农村饮水安全工程建设任务仍然繁重。

由于各省区市的地理位置以及地貌状况、经济状况不同，各省区市农村饮水安全工程实施情况及效果各有不同，目前，河南、安徽以及四川农村饮水不安全人口数量最多，其次为山东和河北，新疆、内蒙古、广西、辽宁、吉林、山西、甘肃地区农村饮水不安全人口最少，而黑龙江、宁夏、青海、西藏农村地区饮水不安全人口很少。从整体上看，大多经济发展水平一般的、人口较多的省区市农村饮水不安全人口仍有很多；而人口较少的省区市农村饮水不安全人口较少。国家应加大人口较多以及因地理因素限制造成严重缺水省区市的资金投入，早日彻底解决我国农村饮水安全问题。

2. 水质、水量不达标

我国日益重视农村饮水安全工程的进展情况，各省区市也都在农村饮水安全方面加大资金投入，以期尽快彻底解决剩余的农村饮水不安全人口数量。由于我国各省区市地理位置以及经济情况等各不相同，农村饮水安全存在的问题也不一致。整体上，我国农村饮水安全较为突出的问题是水质不达标(表 2-6)，同时部分地区的饮水安全问题主要是地形地貌限制而导致水源短缺。无论是水源比较丰富的地区还是相对缺乏的地区，在一定程度上都存在着水质不达标的问题。我国西北干旱地区，如内蒙古中西部、新疆大部分地区以及甘肃西北部、陕西等地，不仅水资源缺乏、取水不方便，而且还存在供水设施后期维护困难等问题。我国南部部分地区，如云南、四川、贵州等地，受地形地貌的影响取水比较困难，同时存在不同程度的污染，加之当地居民对饮水安全的意识偏低，导致供水设施建设与运行困难。我国东南部分沿海地区，农村饮水安全的突出问题则是水污染严重，水质不达标。总体来看，我国各地区都存在与当地经济状况、地理状况相关的饮水安全问题，需要根据各地区的实际情况因地制宜地解决。

表 2-6　我国部分地区农村饮水安全主要问题

地区	主要问题
河南省	存在苦咸水，氟砷含量严重超标
河北省	水质差、水量不足、供水状况差
辽宁省	水资源缺乏、取水难、部分地区的水质不达标
吉林省	缺水、高氟及高砷等
山西省	存在高氟水、高砷水、苦咸水、污染水等
山东省	高氟、苦咸、铁锰超标等
黑龙江省	农村饮用水氟、铁、锰超标，水量缺乏
江苏省	氟超标，存在苦咸水、污染水
浙江省	水环境污染严重
安徽省	氟、砷及苦咸水超标
福建省	氟、砷、锰超标，水质不达标
江西省	供水分散、取水困难
湖北省	存在苦咸水、污染水、高氟水、超砷水等
湖南省	工程性缺水、水质不达标、局部地区缺水

续表

地区	主要问题
广东省	氟、砷超标，存在苦咸水、污染水
广西壮族自治区	降雨时空分布不均，地下水流失较大
海南省	供水配套设施不完善，铁、锰超标
四川省	季节性缺水十分严重，水源污染和水环境污染与破坏严重
贵州省	水污染加剧、用水不便、水源保证率偏低
云南省	资源性缺水、工程性缺水、水质性缺水
重庆市	供水不足，水质问题
西藏自治区	设施性缺水、水质性缺水和气候性缺水
陕西省	资源性缺水和工程性缺水，存在高氟水
甘肃省	水量不足、水质苦咸，存在污染水
青海省	资源性缺水与工程性缺水并存
宁夏回族自治区	水质不达标、工程性缺水和供水建设资金不足
新疆维吾尔自治区	资源性缺水，供水工程后期管理落后
内蒙古自治区	氟超标、砷超标

同时，我国大量农村人口进城务工，农村常住人口较少，而农村供水工程是按照户籍人口数进行设计的，因此实际供水人口偏低于设计人口数。但是，不可忽视的是实际供水人口处于不断变化的状态。每逢节庆，尤其是春节、中秋节等全家团圆的传统节日时，大量外出打工的农民返乡，工程实际供水人口大幅攀升；工程实际供水人口甚至超出设计值，一些工程在供水高峰时段不同程度地出现水量水压不足的情况，但这种状况会随时间季节变化还原为平日供水能力过剩的状态。

3. 水价不合理

受农村人口居住分散、地形地质条件复杂、农民经济承受能力低、支付意愿不强等因素制约，农村供水工程规模小、供水成本高、水价不到位，难以实现专业化管理，建立农村饮水安全工程良性运行机制难度很大。水费是维护农村饮水安全工程长期良性运行的主要资金来源。但是在农村供水工程水价制定过程中，过于考虑农村居民经济承受能力，偏离了"保本+微利"的原则，导致执行水价普遍偏低。全国农村供水工程全成本水价约为 2.6 元/m³，运行成本水价约为 1.8 元/m³，执行水价为 1.6 元/m³，分别仅为全成本和运行成本的 61.5%和 88.9%。不同的地区，水资源状况、污染状况以及水质等情况都有所不同，水费征收情况也不同。有些经济发展水平较低的农村地区，由于当地农民的收入很低，为了维持生活需要必须减少日常开支。由于供水工程的水价相对收入较高，部分农村贫困地区的多数居民仍然选择继续使用村里的潜水井进行供水。部分地区还存在实际用水量与设计标准相差较大的情况，这些地区外出务工人员较多，农村常住用水户多为老人、妇女、儿童，很多人固守旧的生活习惯和"节约"意识，仅在饮用水时选择"安全饮水"，其他生活用水仍为原有的"不安全水"。同时，部分小型水厂建设比较早，设备比较简单，大多是直接供水，而且电费较高、收取的水费较少，往往支付不起电费和相应的管理人员工资，部分地区甚至出现收取的水费不能维持小型水厂基本运行的现象，影响工程的可持续良性运行。

4. 工程管理粗放

我国农村饮水安全工程目前还存在不少问题，部分已经建成的农村饮水安全工程存在早期建设工程老化报废、原有设计标准低、重建轻管等现象，需要提高饮水工程的建设标准，增强运行维护以及管理水平，尽快彻底解决农村饮水安全问题。我国农村饮水安全工程的管理体制和产权制度还未完善，并且运营管理不够规范，运营成本总体偏高，管理维护不到位，工程利用率不高。饮水工程运营管理的资金不足，很难满足工程运行维护、大修和折旧的需要。我国农村饮水安全工程管理粗放主要体现在以下几个方面：

(1) 基层干部以及居民不能充分认识供水工程管理的重要性。我国部分基层干部以及居民对农村饮水水源地的保护意识较低，致使部分农村水源污染十分严重；重建设轻管理，导致部分建成的工程设施没人管理，不能很好地发挥作用。

(2) 供水工程没有形成完善的管理体系。我国在农村饮水安全工程的管理方面仍然存在不少问题，例如，管理体系还未完整健全，饮水工程的运行机制不太灵活，以及没有清晰划分的工程产权、管理机构人员过多等。

(3) 水质监测落后。工业或农业生产导致不少农村饮用水的水源水质污染，水质指标低于国家规定的生活饮用水水源卫生标准，农村居民直接饮用没有经过处理的水源的水存在较大的安全问题。

(4) 供水工程没有得到很好的后续管理。不少农村地区的供水工程起步较晚，管理缺乏规范，受村民的观念、供水站管理人员的素质、资金匮乏等问题的影响较大。

(5) 基层技术力量不足。基层水利部门机构和人员状况与饮水安全工作面临的形势和任务不适应。造成基层管理和技术力量薄弱的主要原因一是村镇供水工程大规模建设时间紧、任务重，工程技术人员和管理人员的培训滞后，技术储备不足；二是村镇供水工程大多地处偏远乡村，条件差、待遇低，对专业技术和管理人员缺乏吸引力。此外，目前适宜农村特点、处理效果好、成本低、操作简便的特殊水质处理技术仍然缺乏。在缺乏优质饮用水水源的高氟水、苦咸水地区，成熟的除氟等特殊水处理技术制水成本高、技术复杂，难以在农村推广使用，需加快研发适合农村特点的特殊水处理技术。

5. 水源保护和水质保障工作薄弱

农村饮用水水源类型复杂、点多面广，保护难度大，加之目前农业面源污染以及生活污水、工业废水不达标排放问题严重，进一步加大了水源地保护的难度，甚至南方部分水资源相对丰富的地区也很难找到合格的水源。农村饮用水水源保护工作涉及地方政府多个部门以及群众切身利益，解决难度大，同时受现阶段农村经济发展水平和地方财力状况等因素制约，水源地保护措施难以落实。目前部分农村供水工程，特别是先期建设的单村供水工程存在设计时未考虑水质处理和消毒设施，或者设计了但未按要求配备、配备了但不能正常使用等现象，造成部分工程的供水水质不能完全达标。部分地区由于缺乏专项经费、水质检测设备和专业技术人员，水质检测工作十分薄弱。

6. 居民饮水安全意识偏低

居民对饮水安全知识不了解，建设饮水工程积极性不高，节水观念极为淡薄。在饮水安全上，部分农村居民对饮用水安全与水质安全判别不清，例如，一些农村居民简单地认为只要水看起来"清澈"就可以饮用，很多农村居民没有意识到饮水安全的重要性，很难理解饮水工程带来的好处。在用水费用上，以往农村居民饮水就近自取山泉水、河湖水等，虽然存在饮水安全问题，但他们不需要支付任何费用，而农村饮水安全工程建设需要农村居民缴纳水费，对于农村经济发展水平较低的地区，当地居民原本收入就比较低，这项工程给他们带来了一定的经济压力，这在一定程度上影响了工程的长期正常运行。

2.8　农村饮水安全工程管理对策

1. 农村饮水安全工程法规与制度建设

目前我国农村饮水安全的政策法规主要包括以下几个方面(水利部农村饮水安全中心等，2008)：

(1) 国家层面。2005 年，国务院办公厅下发了《国务院办公厅关于加强饮用水安全保障工作的通知》(国办发〔2005〕45 号)；2007 年，国务院批准了《全国农村饮水安全工程"十一五"规划》。

(2) 部门层面。国家发展和改革委员会、水利部、卫生部联合或单独下发了一系列部门规章与规范性文件，主要包括《饮用水水源保护区污染防治管理规定》(1989 年发布，2010 年修正)、《关于印发加强村镇供水工程管理的意见的通知》(水农〔2003〕503 号)、《关于进一步做好农村饮水安全工程建设工作的通知》(发改农经〔2005〕920 号)、《关于加强农村饮水安全工程建设和运行管理工作的通知》(发改农经〔2007〕1752 号)。

(3) 地方层面。各级地方人民政府及水行政主管部门也相应地制定了一些管理办法，例如，吉林省印发了《吉林省人民政府关于加强农村饮水安全工程建设与管理工作的意见》(吉政发〔2013〕6 号)，湖南省印发了《湖南省人民政府办公厅关于进一步做好农村饮水安全工作的意见》(湘政办发〔2007〕44 号)，重庆市印发了《重庆市人民政府办公厅关于切实做好农村饮水安全工作的通知》(渝办发〔2007〕177 号)。

上述政策文件和规章制度，有力地促进了农村饮水安全工程建设与运行管理的顺利开展。然而，当前的农村饮水安全管理工作还面临许多问题，包括管理体制机制不够完善、工程性质和工程产权尚不明晰、建设及运行管理中的许多环节亟须规范等，而最主要的问题在于前述政策和规章制度的制定层级不够、法律效力不高。因此，加强农村饮水安全立法，尽快出台一部国家层面的规范农村饮水安全的行政法规是当务之急。通过出台专门的行政法规，对当前农村饮水安全工作中的深层次问题进行规范，包括完善农村饮水安全管理体制、规范农村饮水安全工程建设、明晰农村饮水安全工程产权、切实加强农村饮水安全工程运行管理、扎实做好农村饮用水水源保护等。

2. 提高水源保证率、水质达标率

我国不少地区都存在水源污染的问题，水源污染关系到后期供水、水质情况等。我国水资源本来就很稀缺，应该重视水源治理，加大奖惩力度，保护好现有的可饮用水。随着我国的新农村建设和西部崛起，许多农村地区的经济得到快速发展，但很多都是以牺牲环境为代价，带来了很严重的污染，给农村饮水安全带来了新的挑战。不少农村地区不注重垃圾分类处理，随地乱扔、焚烧，过度使用化肥农药等，以及生活污水、工厂污水未经彻底处理就排放到附近水源，严重污染了当地的农村饮水水源。因此，首先要加强农村水源地的保护工作，划定水源保护范围，严令禁止任何会造成水源地污染的活动。其次要建立健全有效的水质监测系统，及时掌握水源水质情况并做出恰当的措施处理。

1) 合理的农村饮用水水源规划与保护

社会和经济发展与饮用水水源保护关系密切，在制定农村社会和经济发展规划时必须考虑农村饮用水水源保护规划，最好将其纳入经济和社会发展规划，使农村饮用水水源保护规划与农村社会和经济发展规划相协调，促进经济发展。制定农村饮用水水源保护规划,首先需完善本地区的水域功能区划分,并在同一流域内或相邻地区间予以协调;其次是进行水污染防治规划,优先保护饮用水水源。针对农村饮用水水源污染的威胁,结合当地水文气象和地形特点,调查农村饮用水水源和植被分布格局及污染源空间分布,建立生态防控技术体系,确定农村饮用水水源地点源和面源污染的生物防控措施,设计农村水源地的生态屏障,同时进行生态防控措施的相关配套政策研究,建立农村水源地污染生物防控示范点,针对饮用水安全保障工作的需要制定一部饮用水水源安全保护专门条例或饮用水水源安全保护法规,提高政府对涉水事务的社会管理和公共服务。总结国内外的饮用水水源地管理经验,编制《农村饮用水源保护管理条例》,颁布不同类型水源地保护区划分和管理办法、水源地监测信息管理和发布规定,分层次建立保障农村饮用水水源地安全的法制监管体系。

2) 构建农村饮用水水源地水质预警与实时监测体系

针对不同类型的农村饮用水水源地,结合当地水源地的水质特点建立适宜的饮用水水源地监测技术体系;通过数据分析建立不同地区常规水质监测指标体系,建立不同地区农村饮用水水源地保护与监测技术规程;筛选自动化程度高、简单、快捷、灵敏度高的水质监测方法和设备,并实现自动控制和预警。定期发布饮用水水源地水量水质状况报告,维护公众知情权,提高人民群众参与饮用水水源管理积极性。通过发布饮用水水源地水量水质状况公报,为政府管理好当地水源地、防治水污染、预防突发性水污染事故、切实进行水源地保护及污染治理提供可靠依据;通过监测信息的发布,进一步提高人民群众对水源地水量水质的知情权,调动社会各界积极因素,促进农村饮用水水源地管理工作的深入发展。

3) 农村饮用水水源地应急保障体系

在坚持常规水源和储备水源相结合的基础上,建立健全水源地战略储备体系和连续干旱年以及水质受到污染情况下的应急供水体系。要针对每个集中式供水的农村饮用水水源地可能发生的突发性事件,制定应急处置预案。根据国务院《突发公共卫生事件应急条例》及国家有关法律、法规要求,遵循预防为主、常备不懈的方针,在属地管理为主,贯彻统一领导、分级负责、反应及时、措施果断、加强合作的原则,规范和强化本地区应对农村饮用水水源污染事故应急处置工作,形成和完善防范有力、指挥有序、快速高效和协调一致的农村饮用水水源污染事故应急处置体系。

4) 制定农村饮用水水源的水质监测技术规程

水源水质的监测指标主要包括感官性状、化学、毒理学、微生物学等四大类指标,对于这些指标,国家生活饮用水卫生标准中都规定了具体监测方法,而且根据监测条件与设备的不同,每种监测指标通常会对应一种以上的监测方法。目前,虽然中国饮用水水源地相关水质标准中规定的监测指标很多,水质监测方法也比较完善，但是农村地区监测水平与经济能力有限，无法监测所有指标。而且，不同地区的农村饮用水水源地水质特点不同，水质监测的硬件设施也不同，如何根据不同类型的农村饮用水水源地，建立实用性强、经济、高效的水质监测技术规程，开发和筛选适用于农村饮用水水源地监测的技术与设备仍是现今亟待解决的问题。

3. 合理制定水价

我国农村地区经济发展水平不一，水价需要根据当地居民的实际情况进行合理制定。首先，收取农民的水价基本是供水工程后期的唯一资金，价格过低引起供水工程运行、管理与维护资金不足，难以长久运转。其次，不少农村地区居民收入较低，农民承担不起较高的用水价格，如果价格过高，不少村民会选择继续使用传统的浅水井等方式取水。这样不仅难以保障农村饮水安全，而且会使饮水工程因为农民用水量少而陷入困境。因此，农村饮水安全工程用水价格的制定需要进行大量的民意调查，并根据各个地区农村经济的发展水平、当地工程供水的成本以及市场情况综合考虑制定农村水价，从而保证在回收成本的基础上不得额外获利，对于部分负担不起水价的地区居民要合理降低水价，降低部分资金由国家或当地政府进行补贴。

4. 强化政府与市场双重功能，加大资金投入

我国早期建设完成的农村饮水安全工程由于资金不足、后期管理跟不上等导致年久失修、设备老化，工程提供的饮用水可能已经不再是安全饮用水；新的工程建设过程中部分政府人员由于资金不足，但为了赶进度、完成指标任务而忽略工程质量，导致工程存在安全隐患；部分贫困地区的农民可能会因为农村饮水安全工程收取的水价过高而放弃使用，导致工程难以运转等。

农村饮水安全的主要任务是满足农村居民、企事业单位的日常用水需要，保障饮水安全、企事业单位的正常工作和生产。安全可靠的饮用水直接关系到居民的身心健康和生活质量，关系全面建设小康社会宏伟目标的实现。农村发展的历史和现状表明，供水条件好的地区，经济发展快，农民相对富裕，生活质量较高；供水条件差的地区，尤其是饮水困难和饮水不安全的地区，供水问题严重影响着群众的身体健康，成为阻碍经济社会发展的关键制约因素。农村饮水安全工程具有很大的公益性或公共性(公共产品)特征，从政府的角度说，保障农民基本生存条件和身体健康的农村饮水安全工程是一个准公益性或准公共性工程，是农村公共基础设施和公共卫生体系的重要组成部分，需要公共财政给予强力扶持。所以为了确保农村饮水安全工程的顺利实施，政府应该加大对农村饮水安全工程的资金投入力度，尤其是人口较多且严重缺水的中西部地区。地方各级政府要严格落

实国家方针政策，积极采取各种方法筹集资金，确保农村饮水工程稳定、及时、有效地开展。

同时，农村居民饮水作为家庭行为的一部分，具有自利性和排他性特征，而且在具有两个供水主体时，其用水消费就具有竞争性特征。因此，在农村饮水安全领域引入市场机制，建立社会资金积极参与、民间资本踊跃投入的良好投资环境，更好地向农村居民提供安全饮用水。

5. 加强监督管理，确保工程质量

政府要不断加强监督管理，主要监督管理饮水水质、水价以及水源保护，确保农村供水工程能够稳定持续发展。确定各地的水源保护区域，由相关部门定期监测水质情况，确保水质达到安全标准。供水单位要按时开展供水员工的专业培训，提高供水员工的专业素养，以确保广大农村居民能够长期饮用放心水。保证供水工程正常有效地运行，要加强工程监督管理，职责明确，责任到人。根据"谁投资、谁所有、谁受益、谁负担"的原则，明确供水工程的产权所属。广泛的社会动员，让农民都能参与到供水工程的建设管理中(水利部农村饮水安全中心等，2008)(表 2-7)，充分发挥公众的监督作用，不仅要监督饮水安全工程建设质量，还要监督饮水安全工程的服务质量。

表 2-7　居民参与供水工程的建设管理的方式

等级	类型	描述	特征
低级	被动消极式参与	村民在被告知将发生什么事情(或已经发生什么事情)的情况下参与	单方面通知村民
	提供信息式参与	村民通过回答外来者的问题/为外来者提供信息的方式来参与	村民不知道所提供的信息做什么用，也不知道产生什么样的结果
	激励性参与	村民参与是因为他们得到了物质刺激，如用劳力换得现金或食物	村民在活动中没有得到长期的利益/好处
中级	实用性参与	村民为了达到预先确定的目标按照外来者的要求组成小组/组织	村民通常在项目周期或项目规划的后期，在外来者做出决策之后才介入。小组可以成为独立的组织
高级	互动式参与	村民共同参与收集和分析信息并最终形成行动计划，组建当地的地方机构/组织	村民与外来者一起参与一个有组织的学习过程。他们自己参与管理活动并对活动和结果拥有决策权
	自主性参与	村民采取积极的并独立于外来者的方式自主参与，以便带来社区的改变	村民采取独立于外来者之外的积极主动的方式。他们在资源和建议方面与外来者发展联络关系，但对资源的使用拥有主控权

6. 提高居民饮水安全意识

政府应采取多种方式进行安全饮水工程各项政策宣传，并在充分征求居民的意愿后开展农村饮水安全工程项目，促使居民树立节约用水、安全饮水的意识。加大促进农村居民养成良好卫生生活习惯的宣传，尤其要加强对农村学校学生的饮水安全教育，让孩子带动家长改变旧的饮水观念，将普及饮水安全知识与宣传卫生常识捆绑推进。促进农村居民养成饮水安全的习惯，提高饮水安全意识，增进居民对农村饮水安全工程建设和运行管理的了解。努力提高社会各阶层人士对农村饮水安全的理解认识，加大饮水工程对公众切身利益以及社会发展的重要性的宣传力度，从而让其积极支持饮水安全工程的建设工作，有利于筹资问题的解决。

2.9 小　　结

我国农村饮水安全工程建设速度快，取得了显著的效果，但是依然存在很多问题，影响着农村饮水的安全。在水资源获取上，我国南方地区虽然水资源充沛，但不少地区由于受到地形地貌的制约取水困难，而且很多村民由于饮水安全意识较低直接取用未经任何处理的山泉水、河湖水等。我国西部地区则主要是由于气候因素造成严重干旱缺水，同样存在取水困难的问题。在日常管理上，虽然我国农村饮水安全工程极大地改善了农村饮水安全问题，但是不少农村地区由于资金不足或者意识不到位等原因重建设轻管理，使得设备老化失修，以及因职责不分明造成工程运行不畅等。在饮用水水质上，我国不少地区水质污染严重，政府应加强水源保护以及水质管理。在水价制定上，根据各个地区不同的经济发展水平合理进行资金投入并制定合理的水价以及相关政策，减少饮水不安全人口数量。在宣传教育上，要积极加强对农村饮水安全知识的宣传教育，让人们充分认识到饮水安全对自身生存生活的重要性、不可替代性以及水资源的有限性。

第3章 研究内容与方法

3.1 研究区概况

本书以渭河流域关中地区为研究对象，研究 24h 供水环境下的家庭生活用水行为，同时选择陕西省杨凌区为重点研究区域，分析非 24h 供水环境下的家庭生活用水行为。

3.1.1 渭河流域

与本章内容相关的渭河流域介绍如下：

(1) 自然特征。渭河位于东经 104°00′~110°20′，北纬 33°50′~37°18′，为黄河最大的支流，起源于甘肃省鸟鼠山，流经甘肃省渭源县、陇西、甘谷等地，于宝鸡进入陕西关中地区，经宝鸡、咸阳、渭南等市(区)后由陕西潼关流入黄河。河流长 818km，流域面积达 $1.35×10^5 km^2$。流域地貌复杂，南部紧邻秦岭山脉北坡，中部为关中冲积平原，北部为黄土塬、黄土高原地带(赵景波等，2008)。地处暖温带半干旱、半湿润气候带，年均气温 7.8~13.5℃；自东向西，由渭河干流向两侧呈递减趋势(刘兆飞和徐宗学，2009；粟晓玲等，2007)；年平均降水量 450~700mm，年蒸发量 1000~2000mm。多年平均径流量 $1.02×10^{10} m^3$，年内变化与降水相似，总的趋势是由南向北递减。6~10 月为汛期，其中 7~9 月汛期间的径流占全年的 60%~70%(祝田多娃和刘燕，2008；刘燕等，2007)。

(2) 社会经济特征。渭河流域陕西段长 502km，其主体部分位于陕西关中平原，地势平坦、西窄东宽，平均海拔 520m，土地肥沃、灌溉网络发达，是陕西省最主要的农业生产区；分布的关中城市群也是主要工业聚集地，工业产值占全省 82%(赵串串等，2008)；人口密集，2007 年人口 2085.25 万人(陈艳霞，2007)(表 3-1)。水资源污染和短缺问题是当地政府面临的主要环境问题，尤其近十五年以来问题更加严重，经济每增长 10%伴随着污染增长 0.65%。年人均可用水量为 $401m^3$，社会经济学模型预测到 2030 年降低为 $305m^3$(古明兴，2009)，该地区 94%的人口生活用水来源于地下水。

表 3-1 渭河流域关中地区 2007 年社会经济概况

分类	单位	西安	铜川	宝鸡	咸阳	渭南	关中地区
总人口		662.06	81.71	351.63	473.05	516.8	2085.25
非农人口	万人	267.52	36.93	77.07	87.02	84.12	552.66
农业人口		394.54	44.78	274.56	386.03	432.68	1532.59
耕地面积	10^3hm^2	304.41	73.96	346.12	434.68	550.72	1709.89
地区生产总值		500.55	34.03	150.15	183.85	140.99	1009.57
工业总产值	10^8元	—	—	—	—	—	825.39
农业总产值		58.60	5.29	29.74	61.02	54.88	209.53

数据来源: 陈艳霞(2007)。

(3) 水资源开发利用现状。渭河流域关中地区水资源开发历史悠久，近代著名的"关中八惠"农灌工程，使其成为陕西省小麦的主产区。截至 2003 年底，全区共建成地表水水利工程超过 13 万处，其中已建成水库 407 座，总库容 19.04 亿 m^3，兴利库容 12.20 亿 m^3，设计和实际供水能力分别为 13.12 亿 m^3 和 9.56 亿 m^3。建成大中小引水工程 1800 余处，设计和现状供水能力分别为 23.21 亿 m^3 和 14.91 亿 m^3。共有大小抽水工程 4469 处，设计和现状供水能力分别为 11.14 亿 m^3 和 6.78 亿 m^3。2003 年底关中地区共建成农用机电井 11.92 万眼，城镇自来水和企事业单位自备水源井达 8100 余眼。截至 2003 年底，关中地区发展有效灌溉面积达到 935.83×10^3hm^2，2006 年关中地区实际供水 50.79 亿 m^3，其中地下水供水 30.12 亿 m^3，占关中地区总供水的 59.3%，地表水供水仅占 40.7%，说明关中地区水资源开发利用工程虽然发展早、规模大，但由于水资源短缺，地下水供水占主导地位。关中地区用水总量为 50.79 亿 m^3，其中农业用水 32.3 亿 m^3，占总用水量的 63.6%；工业用水量 9.76 亿 m^3，占总用水量的 19.2%；生活用水 7.88 亿 m^3，占总用水量的 15.5%；生态用水 0.65 亿 m^3，仅占总用水量的 1.3%。

(4) 农村饮水安全现状。截至 2007 年底，陕西省农村饮水安全和基本安全人数为 1048.15 万人，占农村总人口的 66.8%(表 3-2)。其中铜川、杨凌等地区的比例较高，达 72%及以上；西安和渭南等地区较低，仅为 62%和 65%。农村自来水入户率为 46.6%。其中杨凌区和渭南市较高，分别达到 81%和 51%；较低的有铜川市和宝鸡市，仅为 39%和 44%。

表 3-2　农村饮水安全人口及自来水入户率情况表

区域	农村总人口/万人	饮水安全和基本安全人口/万人	饮水安全和基本安全人口所占比例/%	自来水入户率/%
关中地区	1568.91	1048.15	66.8	46.6
西安市	398.67	246.44	62	45
铜川市	45.70	32.80	72	39
宝鸡市	276.19	195.81	71	44
咸阳市	388.29	272.42	70	45
渭南市	447.82	291.37	65	51
杨凌区	12.24	9.31	76	81

1. 渭河流域关中地区农村饮水不安全人口分析

渭河流域关中农村地区虽然在饮用水改造方面做了大量的工作，取得了显著的成效，但由于受自然条件的限制，农村居民饮水不安全问题仍然十分突出。据统计，截至 2007 年底，渭河流域关中地区仍有 532.16 万农村人口饮水不安全，占农村总人口的 33.9%。其中饮水不安全类型包括：饮水水质不达标的有 307.935万人，水源保证率不达标的有 111.31 万人，饮水困难的有 53.69 万人，水量不达标的有 59.23 万人(表 3-3)。

表 3-3　2007 年渭河流域关中地区农村饮水不安全情况统计表　　　　(单位：万人)

区域	农村总人口	饮水不安全合计	饮水水质不达标				水量不达标	饮水困难	水源保证率不达标
			氟超标	苦咸水	污染	小计			
关中地区	1568.91	532.16	108.41	98.17	101.35	307.93	59.23	53.69	111.31
西安市	398.67	152.23	11.57	22.64	39.92	74.13	26.55	6.83	44.72
铜川市	45.70	12.90	0.02	1.24	2.52	3.78	4.68	0.96	3.48
宝鸡市	276.19	80.41	9.33	4.61	21.44	35.38	17.09	6.30	21.64
咸阳市	388.29	123.51	36.20	28.49	15.42	80.11	4.56	19.00	19.84
渭南市	447.82	160.18	51.29	40.77	20.79	112.85	5.83	20.59	20.91
杨凌区	12.24	2.93	—	0.42	1.26	1.68	0.52	0.01	0.72

2. 渭河流域关中地区农村安全饮用水工程建设情况(2008～2012 年)

1) 陕西农村地区 2008～2012 年共建设饮用水工程

2008～2012 年，陕西省共规划建设各类饮用水工程 14428 处，其中建设集中式供水工程 12613 处，解决了 894.33 万人的饮水安全问题；建设分散式供水工程 1815 处，解决了 52.36 万人的饮水安全问题；建设农村饮水安全监测中心 89 处。其中渭河流域关中地区农村共建设供水人口 1000 人以上供水工程 1822 处，总投资 214676 万元，解决了 395.36 万人的饮水安全问题(表 3-4)；供水人口 200～1000 人供水工程 2325 处，总投资 72024 万元，解决了 132.65 万人的饮水安全问题(表 3-5)；供水人口 200 人以下供水工程共规划 284 处(表 3-6)，总投资 2268 万元，解决了 41788 人的饮水安全问题。

表 3-4　陕西省农村地区 1000 人以上供水工程一览表(2008～2012 年)

区域	工程数	解决人数/万人	总投资/万元
西安市	454	119.96	65141
铜川市	22	4.07	2209
宝鸡市	281	55.05	29890
咸阳市	509	90.75	49276
渭南市	544	123.49	67054
杨凌区	12	2.04	1106
关中地区	1822	395.36	214676
陕西省	2529	492.59	267479

表 3-5　陕西省农村地区 200～1000 人以上供水工程一览表(2008～2012 年)

区域	工程数	解决人数/万人	总投资/万元
西安市	546	31.67	17194
铜川市	195	8.20	4452
宝鸡市	456	24.28	13186
咸阳市	508	32.26	17517
渭南市	604	35.34	19189
杨凌区	16	0.90	486
关中地区	2325	132.65	72024
陕西省	8537	412.6746	224082

表 3-6　陕西省农村地区 200 人以下供水工程一览表(2008～2012 年)

区域	工程数	解决人数/人	总投资/万元
西安市	46	6061	329
铜川市	43	6370	346
宝鸡市	81	10837	588
咸阳市	39	4997	271
渭南市	75	13523	734
杨凌区	—	—	—
关中地区	284	41788	2268
陕西省	3362	414139	22488

2) 渭河流域关中地区农村 2008～2012 年共解决饮水不安全人口

渭河流域关中地区农村 2008～2012 年共解决饮水不安全人口 532.16 万人，其中，2008 年解决 89.35 万人，2009 年解决 101.48 万人，2010 年解决 105.09 万人，2011 年解决 117.89 万人，2012 年解决 118.35 万人。其中渭南市解决饮水不安全人口数最多，为 160.18 万人，其次分别为西安市 152.23 万人和咸阳市 123.51 万人(表 3-7)。2009～2010 年共建立了农村饮水安全监测中心 41 个，其中咸阳市 12 个，宝鸡市、渭南市各 10 个，西安市 6 个，铜川市 3 个(表 3-8)。

表 3-7　陕西省农村饮水 2008～2012 年解决人口　　　(单位：万人)

区域	2008 年	2009 年	2010 年	2011 年	2012 年	合计
关中地区	89.35	101.48	105.09	117.89	118.35	532.16
西安市	25.50	27.50	27.90	35.19	36.14	152.23
铜川市	2.00	2.00	3.00	3.02	2.88	12.90
宝鸡市	14.00	13.62	15.00	18.96	18.83	80.41
咸阳市	22.00	25.93	27.32	24.20	24.06	123.51
渭南市	25.50	30.85	30.87	36.52	36.44	160.18
杨凌区	0.35	1.58	1	0	0	2.93

表 3-8　渭河流域关中地区农村饮水安全监测中心　　　　　　(单位：个)

区域	2009 年	2010 年	合计	区域	2009 年	2010 年	合计
关中地区	16	25	41	西安市	2	4	6
咸阳市	5	7	12	铜川市	1	2	3
渭南市	4	6	10	宝鸡市	4	6	10
杨凌区	0	0	0				

3.1.2　杨凌区

陕西省杨凌区(34°17′N～34°20′N，107°57′E～108°04′E)，涉及大寨乡与五泉乡，面积 35km^2，截至 2014 年总人口 20.17 万人，其中有 60%为农村人口，属暖温带半湿润气候，年均气温为 12.9℃，无霜期 213 天，年均降雨量、蒸发量分别为 635.1mm、1200mm。该地区地处渭河流域关中平原腹地，地形平坦，海拔 550m，84%的土地利用类型为耕地，主要作物为小麦和玉米(张文洲等，2005)。境内有渭河、漆水以及漳水 3 条河流经过，年径流总量约为 4.6×10^{10}m^3；此外，还有宝鸡峡主干渠、二支渠以及渭惠渠等人工灌溉渠系也流经该区，其中宝鸡峡主干渠年入水量为 2.3×10^{6}m^3、二支渠年入水量为 9.2×10^{6}m^3、渭惠渠年入水量为 3.6×10^{6}m^3。受渭河流域水体污染、水资源年内不均衡和经济等因素制约，该地区的全部生活用水以及主要农业灌溉用水均来自于地下水，致使该地区地下水供给严重短缺，均水资源占有量 217m^3(贺雪莹，2013)。

随着农村饮水安全工程的建设，杨凌区在 2008～2012 年新建 1000 人以上饮水工程 12 处(表 3-9)。新建 200～1000 人饮水工程 16 处(表 3-10)，解决了当地农村约 2.9328 万人的饮水不安全问题，目前已基本实现了农村饮水安全工程的全覆盖，其中连续式(24h)供水方式的人口占 50%以上。

表 3-9　杨凌区 1000 人以上规模农村饮水工程项目表(2008～2012 年)

序号	项目名称	项目数	建设性质	供水范围	规划解决饮水不安全人口/人					投资/万元
					水源保证率不达标	饮水困难	饮水水质不达标	水量不达标	合计	
	1000 人以上供水工程	12			3792		12320	4261	20373	1106.25
1	五泉镇集中式供水工程	1	新建	五泉镇汤家村				1615	1615	87.69
				五泉镇毕公村				2237	2237	121.47
2	西湾村供水工程	1	新建	李台乡西湾村			2240		2240	121.63

续表

| 序号 | 项目名称 | 项目数 | 建设性质 | 供水范围 | 规划解决饮水不安全人口/人 | | | | | 投资/万元 |
					水源保证率不达标	饮水困难	饮水水质不达标	水量不达标	合计	
3	北杨村供水工程	1	新建	杨村乡北杨村	1447				1447	78.57
4	帅家村供水工程	1	新建	五泉镇帅家村	1163				1163	63.15
5	蒋家寨村供水工程	1	新建	大寨乡蒋家寨村	1182				1182	64.18
6	姜嫄村供水工程	1	新建	揉谷乡姜嫄村			1505		1505	81.72
7	田东村供水工程	1	新建	揉谷乡田东村			1118		1118	60.71
8	尚德村供水工程	1	新建	揉谷乡尚德村			1174		1174	63.75
9	田西村供水工程	1	新建	揉谷乡田西村			1756		1756	95.35
10	石家村供水工程	1	新建	揉谷乡石家村			1227		1227	66.63
11	陵湾村供水工程	1	新建	揉谷乡陵湾村			2569		2569	139.50
12	陵东村供水工程	1	新建	揉谷乡陵东村			731	409	1140	61.90

表 3-10　杨凌区 200～1000 人以上规模农村饮水工程项目表(2008～2012 年)

| 序号 | 项目名称 | 项目数 | 建设性质 | 供水范围 | 规划解决饮水不安全人口/人 | | | | | 投资/万元 |
					水源保证率不达标	饮水困难	饮水水质不达标	水量不达标	合计	
	200～1000 人供水工程	16			3450	100	4504	901	8955	486.26
1	西沟村供水工程	1	新建	杨村乡西沟村	400				400	21.72
2	朱家村供水工程	1	新建	五泉镇朱家村	692				692	37.58
3	杨村乡张家岗村供水工程	1	新建	杨村乡张家岗村				701	701	38.06
4	南卜村供水工程	1	新建	大寨乡南卜村			320		320	17.38
5	姚东村供水工程	1	新建	街道办姚东村	916				916	49.74
6	柴咀村供水工程	1	新建	杨村乡柴咀村			544		544	29.54
7	马家底村供水工程	1	新建	杨村乡马家底村			369		369	20.04
8	椒生村供水工程	1	新建	五泉镇椒生村	890				890	48.33
9	曹沟村供水工程	1	新建	五泉镇曹沟村	552				552	29.97
10	太子藏村供水工程	1	新建	揉谷乡太子藏村			525		525	28.51
11	秦丰村供水工程	1	新建	揉谷乡秦丰村			730		730	39.64

续表

序号	项目名称	项目数	建设性质	供水范围	规划解决饮水不安全人口/人					投资/万元
					水源保证率不达标	饮水困难	饮水水质不达标	水量不达标	合计	
12	权家寨村供水工程	1	新建	揉谷乡权家寨村			631		631	34.26
13	新集村供水工程	1	新建	揉谷乡新集村		100		200	300	16.29
14	除张村供水工程	1	新建	揉谷乡除张村			361		361	19.60
15	法禧村供水工程	1	新建	揉谷乡法禧村			563		563	30.57
16	白龙村供水工程	1	新建	揉谷乡白龙村			461		461	25.03

3.2　研究目标与内容

3.2.1　研究目标

本书以国家农村饮水工程建设为背景，以农村生活用水为研究对象，通过研究供水方式、供水时间、家庭特征、水价以及节水意识等与家庭生活用水、节水行为之间的关系，阐明影响农村生活用水消费的主导因素以及农村居民节水行为的动机与障碍，为探索农村生活用水行为内涵以及建立农村生活用水管理对策提供依据。

3.2.2　研究内容

研究内容包括以下四个方面：

1) 不同供水方式和供水时间下的农村生活用水结构与用水行为研究

针对农村生活用水供给方式与管理多元化的特点，以渭河流域杨凌区为研究样点，通过分析不同供水方式与供水时间下的农村生活用水结构与行为的变化，揭示上述因素对家庭生活用水行为的影响，探索该区域最优的供水与管理方式。

2) 生活用水结构、居民节水行为、节水动机与障碍研究

基于当前渭河流域多数地区已实现连续式供水(24h)，在明确其家庭生活用水结构、用水行为的基础上，通过分析农村居民在获得 24h 供水下的节水行为、节水动机以及节水面临的障碍，揭示当农村地区获得改善性供水条件居民用水行为的变化，为农村节水公共政策的制定提供依据。

3) 居民节水感知、意识与节水行为研究

在对农村居民节水行为、节水动机与障碍分析的基础上，构建基于节水心理

的居民节水行为模型，分析居民节水意识与节水行为之间的内在联系，揭示农村
居民节水行为形成的内在因素，进一步明晰居民节水行为产生的内在动因。

4) 农村生活用水量驱动因子分析与用水管理建议

在综合前面研究的基础上，对影响农村生活用水量的潜在因子进行分析，阐
明节水行为、家庭特征、水价与生活用水量之间的关系，找出影响生活用水量的
主导因素，并对未来农村人均生活用水量变化进行预测。从生活用水定额制定、
供水时间调控管理、水价机制改革以及节水管理等方面提出建议。

3.3　研究方法

3.3.1　基本概念界定

1) 农村居民(农户)

本研究涉及样本均来自于农村居民，这里的农村居民是指不但户籍属于农村
人口且在农村居住的稳定的人群；样本不包含城中村和面临拆迁的农村家庭。

2) 农村居民生活用水

农村居民生活用水主要是指维持家庭日常生活需要的用水部分，具体为：室
内用水部分，包括洗漱、洗浴、洗衣、厨房和冲厕用水等；室外用水部分，包括
庭院清扫、菜地以及家畜用水。本书为了便于分类、统计和调查，将房屋清扫(拖
地)用水并入室外用水范畴。此外，在调查中(杨凌区的西小寨村、蒋家寨村)部分
样本家庭有以盈利为目的大棚蔬菜或大规模养殖户的菜地和家畜用水不属于统计
之列。

3) 农村家庭人口

由于目前城乡人口流动大，大量农村人口外出务工，因此农村家庭人口可分
为常住人口和流动人口。为了确保调查数据的可靠性和样本人口的稳定性，本书
中的家庭人口数量定义为每年在家居住超过 8 个月以上的家庭成员。

3.3.2　样点选择

家庭生活用水供给安全是农村可持续发展的重要组成部分，为此我国相继实
施了"母亲水窖"工程(2001 年)和国家农村饮水安全工程项目(2005 年)。同时陕
西省在《关于"十一五"期间加快解决农村群众饮水困难的意见》(2006)中表明，
截至 2010 年陕西农村地区获得饮水安全人口增加到 2120 万人,占总人口的 76%;
获得自来水入户率为 45%(中华人民共和国水利部, 2014),其中关中地区农村获得
饮水安全人口达 85%，自来水普及率逾 70%，在 2015 年前实现农村饮水安全工
程全覆盖。因此，本书以渭河中下游-陕西关中地区为研究区，沿着渭河干流自西

向东分别选择了宝鸡(凤翔)、杨凌-武功和渭南(富平)三个区域获得农村安全工程的部分村庄为研究对象进行调查。

1) 24h 供水村庄调查

宝鸡(凤翔)、渭南(富平)样点村以及杨凌-武功地区的部分村庄(如蒋家寨、杨后等)均已依托农村饮水安全工程进行了供水改造,实现了自来水入户。由于全天候供水以及计量收费是目前我国农村供水改革与发展的趋势,同时为了用水数据收集的准确性,选择的村庄均为 24h 供水以及采用水表计量收费(图 3-1)。

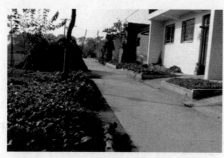

(a) 当地农户菜地

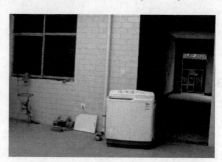

(b) 洗衣机

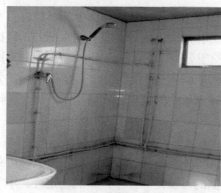

(c) 洗澡间

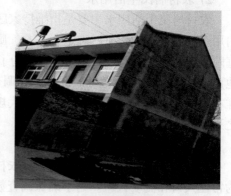

(d) 太阳能热水器

图 3-1　24h 供水样点区家庭概况(2011 年 8 月 5 日,拍摄于渭南市华朱乡)

2) 非 24h 供水村庄调查

针对目前渭河流域关中地区农村部分地区尚未实现 24h 供水、部分村庄尚未自来水入户的客观现状,本书选择了杨凌区的部分村庄为研究对象(图 3-2)。通过对杨凌区不同供水方式、不同供水时间村庄的家庭用水行为调查、分析,获得家庭用水行为在上述情景下的响应,为渭河流域农村用水管理提供参考。由于多数家庭尚未采取体积计费方式,为了确保问卷收集用水信息的真实性,采用问卷与家庭用水日记辅助的方法进行调查。

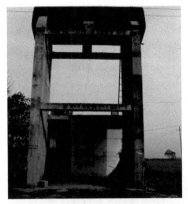
(a) 当地供水系统

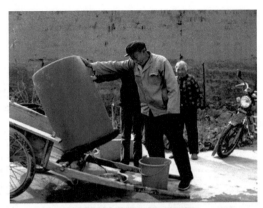
(b) 非自来水用户取水工具

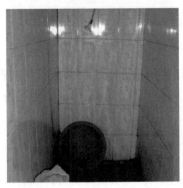
(c) 洗澡间

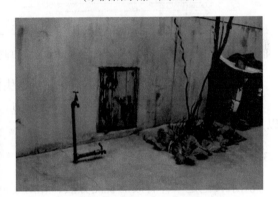
(d) 居民应对供水水压不足的高低龙头

图 3-2　非 24h 供水样点区家庭概况(2010 年 9 月 12 日，拍摄于杨凌区大寨乡)

3.3.3　问卷设计

由于农村地区部分受访人群文化水平有限，为了保证调研工作的顺利开展和信息的有效性，问卷采用入户访谈式调查。大多数问卷由访问者填写，仅少数部分由受访者填写。问卷分为两个层次：村主任/供水管理者、农户(图 3-3)。问卷主要围绕农村水管理与农户用水结构、节水行为等展开。

问卷主要包括下列几个方面：

(1) 村庄生活供水背景调查，包括生活供水方式、价格机制及其原因与供水时间等。

(2) 农户家庭属性特征，包括人口信息、家庭结构、受教育程度、用水器具(洗衣机、太阳能热水器)等信息。

(3) 家庭用水结构与用水行为，包括室内用水(厨房、洗浴、洗衣等用水)、室外用水(菜地、家畜、庭院等用水)调查。

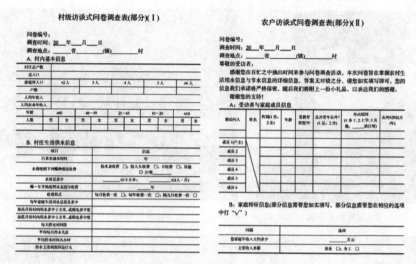

图 3-3　村级与农户调查表

(4) 家庭节水意识与节水行为，包括日常生活中的节水意识与节水行为调查。

(5) 不同用水约束条件下的家庭用水行为，包括供水限制下的家庭用水行为以及潜在的卫生风险调查。

3.3.4　用水日记

用水日记是一种有效的观测方法，相对于问卷，它可以获得更为详细、准确的数据。通过用水日记可以实时记录家庭用水每个细节，如用水主体(使用人)、起止时间、用水过程、用水原因与用水量等(表 3-11)。用水日记在有效获得个人用水细节信息上具有独特的优势，是问卷信息的有效补充和验证。在每个样点区内采用用水日记与问卷调查相结合的方法进行调查。通过比较不同家庭的用水日记、供水管理以及用水心理等特征，可以获得对家庭用水行为的深入揭示。

3.3.5　水表

在部分 24h 供水的村庄，采用水表数据获得家庭每日用水信息。将水表信息与问卷信息、用水日记信息对比验证后，可以获得家庭各项用水活动的用水量。

3.3.6　样本构成

调查抽样主要依据供水方式类型而开展，其中在渭南、宝鸡地区和杨凌-武功地区(少量)抽样的村庄采用 24h 供水方式，同时还对杨凌-武功地区农村非 24h 供水的村庄进行了关注，选取了部分非 24h 供水村庄进行调查(表 3-12)。调查总村庄数 63，发放问卷 959 份，有效问卷量为 806 份，样本有效率为 84%；由于在

表 3-11　农村生活用水日记

编号：

记录时间：＿＿＿年＿＿＿月＿＿＿日　　　　　　　　　　地点：＿＿＿(镇)＿＿＿村

户主：＿＿＿；记录人＿＿＿

时间	用水量/斤	用水用途	使用人	时间	用水量/斤	用水用途	使用人
0:00:00				12:00:00			
0:20:00				12:20:00			
0:40:00				12:40:00			
1:00:00				13:00:00			
1:20:00				13:20:00			
1:40:00				13:40:00			
2:00:00				14:00:00			
2:20:00				14:20:00			
...				...			
10:20:00				22:20:00			
10:40:00				22:40:00			
11:00:00				23:00:00			
11:20:00				23:20:00			
11:40:00				23:40:00			

表 3-12　有效问卷数量

调查样点	渭南	杨凌-武功(含非 24h 供水村)	宝鸡
村庄数	22	18	23
总样本量	250	426	283
有效问卷量	209	364	233
有效问卷比例/%	83.60	85.45	82.33

调查过程中采用访谈和问卷相结合的方法，对被访者因文化水平有限、花费时间和精力等因素而不愿完成问卷进行了有效的动员，因而问卷有效率较高。在受访人群结构设计上参照了《陕西统计年鉴(2009)》数据(陕西省统计局，2009)，并结合渭河流域当地农村现状进行了适度调整，如因农村地区男性外出务工较多，在问卷中男性人群为 375 人、女性为 431 人，女性略多于男性。受访人群选择上既考虑了样本的代表性，又对当地农村客观现状进行综合，确保研究的有效性(表 3-13)。

表 3-13 被访者信息

指标	选项	人数	比例/%
性别	男	375	46.53
	女	431	53.47
年龄/岁	18~30	116	14.39
	31~45	279	34.62
	46~60	326	40.45
	≥61	85	10.55
受教育程度	小学及以下	334	41.44
	初中	295	36.6
	高中	126	15.63
	高中以上	51	6.33
家庭总人口	≤3	144	17.87
	4	237	29.4
	5	251	31.14
	≥6	174	21.59
家庭净人口	≤2	163	20.22
	3	294	36.48
	4	199	24.69
	≥5	150	18.61
人均年收入/元	<5000	182	22.58
	5000~15000	522	64.76
	>15000	102	12.66

注：家庭净人口指家庭总人口减去每年离家超过 8 个月的家庭成员数。

3.4 技 术 路 线

本书以渭河流域农村地区为研究对象，通过入户访问调查与家庭用水日记相结合的方法来获取家庭用水行为细节信息，并采用多因子统计分析方法来揭示渭河流域农村生活用水结构、用水行为特点。通过研究供水方式、供水时间以及节水意识、节水行为等，获得对渭河流域农村生活用水行为的认知，并基于上述研究，对潜在影响农村生活用水量的因子进行分析，预测未来农村人均生活用水量变化，并提出相应的农村生活用水管理对策。技术路线见图 3-4。

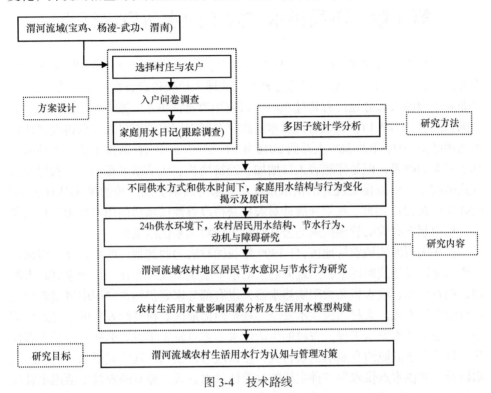

图 3-4 技术路线

第4章 不同供水方式下的生活用水行为

在世界卫生组织(WHO)、联合国儿童基金会(UNICEF)以及其他国际组织的密集努力下，截至2010年底，有超过89%的全球人口获得改善性供水。其中拉美、北非和亚洲的大部分地区有超过90%人口使用改善性供水，撒哈拉沙漠以南的非洲国家约有61%人口获得改善性供水。此时发展中国家的农村人口获得改善性供水比例已由1990年的36%上升到2010年的56%。尽管农村居民生活供水环境得到了很大的改善，但是伴随着人口增加、经济增长、生活水平提高以及农村生活方式的改变，可以预见现有的供水系统在未来将面临更加严峻的挑战(WHO and UNICEF, 2012)。因此，亟须开展针对农户获得改善性供水后的用水行为及相关研究，从中制定有效的管理措施与公共政策来应对未来供给危机。

在我国渭河流域农村地区，自1999年我国政府为西部地区的可持续发展而启动西部地区发展战略以来，当地人们生活水平发生了巨大变化。部分家庭收入增加，拥有汽车、洗衣机和太阳能热水器，也有部分家庭仍然在贫困中继续着他们传统的生活方式。农村居民饮水安全工程是西部地区农村持续发展的重要组成部分，得益于饮水安全工程，农村的生活供水方式也发生了巨大的变化，呈现多样化。目前，全流域约有80%的农村人口获得改善性供水。连续式供水、间歇式供水以及公共供水点供水为三种主导的改善性供水方式。原有的农村生活用水管理方式已经远不适应当地居民对生活用水的需求，亟须建立一套新的农村生活用水管理体系来适应上述变化与需求。

因此，本章通过对三种不同供水方式下的农村生活用水行为的比较，分析农村供水方式的改善对居民生活用水行为与用水量的影响，并以此探讨我国及发展中国家的农村地区潜在影响家庭用水量和用水行为的主导因素。

4.1 资料收集与数据处理

4.1.1 资料收集

数据来源于实地问卷调查，调查区域为陕西省杨凌区。调查时间为2010年6～11月，分两个阶段进行：第一阶段(2010年6～7月)，访问调查了当地45个自然村，收集村庄的社会经济(人口、收入和生活方式等)、供水方式、水价与管理等信息，并对问卷进行预调查与修改。第二阶段(2010年8～11月)，根据不同的供水类型、水价选择了 8 个自然村，代表三种供水类型，即连续式供水方式(74 户家庭，2 个村庄)、间歇式供水方式(104 户家庭，4 个村庄)和公共供水点供水方式(69 户家庭，2 个村庄)(表 4-1)。调查人群为 18 岁以上的家庭成员，其中有 165 名(66.80%)为户主。

表 4-1 样点村信息

供水方式	村庄	抽样户数	家庭年收入/元	家庭净人口	供水时间/(h/d)	水价/(元/m³)
公共供水点供水	周家、绛中	69	26000	3	2	3 或 2
间歇式供水	杨后、西小寨、夹道、刘家台	104	27000	3.1	2~6	1~2
连续式供水	蒋家寨、花家庄	74	30000	2.8	24	2

问卷调查内容如下：

(1) 户主特征(年龄、性别与受教育程度)、家庭社会经济情况(家庭净人口、家庭年收入、菜地与庭院面积、家畜数量、洗衣机及太阳能热水器拥有率)。

(2) 家庭用水信息(室内如饮用、洗衣、洗浴、厨房与个人卫生等，室外如浇灌菜地、家畜饲养、房屋和庭院清扫等)。

(3) 主要家庭用水行为(室内如洗衣、洗浴以及个人清洁的频率，家用电器使用频率等；室外如菜地浇灌频率、庭院清扫频率)。

由于大多数住户未安装水表和未按照流量进行计费，因此为了确保问卷收集数据的可靠性和有效性，对于使用间歇式供水和公共供水点供水的住户(173 户)，每个家庭进行了 3d 的家庭用水日记(Krantz, 2005)。对农户家庭日常用水细节信息进行收集，用于补充与验证问卷结果。

4.1.2 数据处理

采用 SPSS15.0 和 EViews7.0 软件(Akkemik and Göksal, 2012；Qiao et al., 2009)对上述数据进行处理与分析。主要统计方法有均值±标准差法、运用单因素方差分析(one-way ANOVA)以及图基事后检验(Tukey's post-hoc tests)来判别、比较不同供水方式下的家庭用水行为差异。比较内容有用水量(家庭总用水量，各室内、室外总用水量与用水项目)、主要用水活动(个人卫生、洗衣、菜地浇灌等)以及用水器具使用频率。同时使用简单相关和逐步回归方法来寻找影响家庭用水的主导因素。由于通过相关关系获得因子与用水行为之间内可能存在着非因果关系(即二者之间存在着显著相关，但是不能说明它们存在内在的因果联系)。因此，本章采用格兰杰因果分析(Granger causality analysis)来揭示影响家庭用水量的关键因素，其中格兰杰因果检验采用 EViews 7.0 进行处理。

4.2　研究结果与分析

4.2.1　不同供水方式下室内用水和室外用水

　　家庭生活用水按照属性可以分为室外用水和室内用水两大部分，室内用水包括饮用与个人卫生(洗浴、洗脸、刷牙)、洗衣和厨房用水；室外用水可分为家畜用水、菜地浇灌用水、房屋和庭院清扫用水(Jorgensen et al., 2009)。通过对 247 户调查可知，在三种供水管理方式下，农户人均家庭生活用水量分别为 71.3L/d(连续式供水方式)、52L/d(间歇式供水方式)以及 46.5L/d(公共供水点供水方式)。连续式供水方式下的家庭在洗衣用水、洗浴用水、饮用与个人卫生用水以及菜地浇灌用水量显著高于间歇式供水方式与公共供水点供水方式(图 4-1 和图 4-2)。而间歇式供水与公共供水点供水之间除了菜地浇灌用水量差异显著外，其余的用水项目差异不显著(图 4-2)。

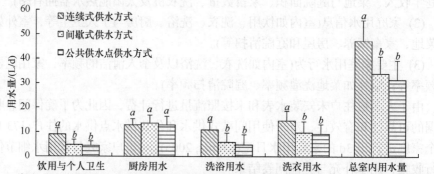

图 4-1　家庭室内主要用水活动及用水量比较(74 户连续式供水方式，104 户间歇式供水方式，
69 户公共供水点供水方式，均值±标准差)

数据中标有不同字母表示差异显著(p<0.05)，a>b>c，方差检验为图基事后检验，下同

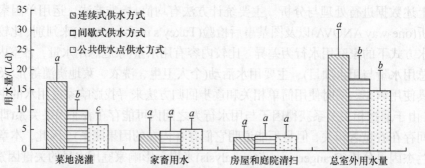

图 4-2　家庭室外主要用水活动及用水量比较(74 户连续式供水方式，104 户间歇式供水方式，
69 户公共供水点供水方式，均值±标准差)

供水方式对家庭用水量的影响是通过影响其实际的用水行为来实现的，相对于另外两种供水方式，使用连续式供水方式的村庄在饮用与个人卫生、用水器具使用(洗衣机和太阳能热水器)以及菜地浇灌更加频繁。供水方式还显著地影响居民的一些传统用水习惯(如家庭成员洗脸、手与脚时与家庭成员共用一盆水的频率)，使用连续式供水方式的村庄，家庭成员共用水的频率显著低于其他村庄(表 4-2)。尽管改善性供水方式显著改变农村生活用水行为，但是在农村家庭传统的用水习惯(家庭成员共用水、盆装水擦洗身体以及较低洗浴次数)、较低的太阳能热水器拥有率与洗衣机使用率等仍然占据主导地位。即使在连续式供水方式的村庄，其洗脸、手与脚时与家庭成员共用一盆水的频率也高达 20%。

表 4-2　与家庭用水行为相关的用水习惯(均值±标准差)

用水行为	用水习惯	连续式供水方式 (74 户)	间歇式供水方式 (104 户)	公共供水点供水方式(69 户)
饮用与个人卫生	洗脸、手与脚/(次/周)	36.3 ± 12.0^a	22.9 ± 9.6^b	24.5 ± 12.3^b
	洗脸、手与脚时与家庭成员共用一盆水的频率	0.20 ± 0.13^b	0.57 ± 0.20^a	0.54 ± 0.19^a
洗衣	洗衣时洗衣机使用频率	0.20 ± 0.12^a	0.12 ± 0.1^b	0.16 ± 0.12^b
洗浴	洗浴次数/(次/周)	2.9 ± 0.84^a	2.6 ± 0.82^b	2.5 ± 0.86^b
	洗浴时仅用盆装水擦洗身体频率	0.40 ± 0.09^a	0.41 ± 0.09^a	0.42 ± 0.11^a
	洗浴时使用太阳能热水器的频率	0.92 ± 0.06^a	0.90 ± 0.06^a	0.77 ± 0.07^b
浇灌菜地与房屋和庭院清扫	夏季浇地的次数/(次/周)	2.9 ± 1.3^a	1.4 ± 0.7^b	1.9 ± 1.0^b
	房屋和庭院清扫的次数/(次/周)	1.6 ± 0.9^a	1.4 ± 0.9^a	1.4 ± 1.1^a

注：数据中标有不同字母表示差异显著($p<0.05$)，$a>b>c$，方差检验为图基事后检验。

4.2.2　不同供水方式下生活用水影响因素

大量研究表明，供水方式、社会经济因素、家庭特征，甚至个人特性(如性别、年龄和受教育程度等)均对家庭的用水量产生重要的影响(Jorgensen et al., 2009)。为了更好地揭示居民生活用水行为的影响因素,对家庭用水量与 13 个潜在的家庭用水影响因素进行相关性分析(表 4-3)。供水方式(WSP)($r=-0.487$，$p<0.01$)与家庭用水量相关性最为显著，其余依次为菜地面积(VGA)($r=0.314$，$p<0.01$)、家庭净

表 4-3　家庭用水量与 13 个影响因素之间的关系(247 户)

影响因素	WC	WSP	WP	HHA	HHE	HHS	CN	HI	NFS	VGA	YA	LN	WM	SWH
人均每日用水量(WC)	1													
供水方式(WSP)	-0.487**	1												
水价(WP)	0.118	-0.115	1											
户主年龄(HHA)	-0.223**	0.064	-0.067	1										
户主受教育程度(HHE)	0.144*	-0.061	.004	-0.239**	1									
户主性别(HHS)	-0.054	-0.043	0.020	0.001	0.053	1								
孩子数量(CN)	-0.034	0.087	-0.115	-0.086	0.006	-0.020	1							
家庭年收入(HI)	0.191**	-0.103	0.007	-0.411**	0.038	0.003	0.102	1						
家庭净人口(NFS)	-0.278**	0.088	0.012	0.042	-0.122	0.152*	-0.053	-0.006	1					
菜地面积(VGA)	0.314**	-0.182**	0.060	-0.049	0.094	-0.029	-0.059	0.048	-0.041	1				
庭院面积(YA)	0.002	-0.050	-0.076	0.090	-0.115	-0.037	-0.028	-0.040	-0.034	0.016	1			
家畜数量(LN)	0.066	0.007	0.026	0.036	0.008	-0.041	0.066	-0.094	-0.003	0.091	0.070	1		
洗衣机拥有量(WM)	-0.038	0.018	-0.018	-0.101	0.135*	0.000	-0.027	0.107	-0.033	-0.081	-0.012	-0.101	1	
太阳能热水器拥有量(SWH)	0.173**	-0.241**	0.027	-0.014	0.009	-0.032	0.011	0.060	-0.049	0.057	-0.016	0.011	-0.043	1

注：WSP 代表连续式供水方式、间歇式供水方式、公共供水点供水方式，分别赋值 1、2 和 3。
户主性别(HHS)：男性=1，女性=2。
*和**分别表示在 $p<0.05$ 与 $p<0.01$ 显著性水平显著相关。

人口(NFS)($r=-0.278$，$p<0.01$)、户主年龄(HHA)($r=-0.223$，$p<0.01$)、家庭年收入(HI)($r=0.191$，$p<0.01$)、太阳能热水器拥有量(SWH)($r=0.173$，$p<0.01$)以及户主受教育程度(HHE)($r=0.144$，$p<0.05$)。其中，NFS 和 HHA 与家庭用水量表现出显著负相关，表明老年人群与成员多的家庭在日常生活中人均用水量相对较低。运用格兰杰因果分析对上述 7 个与用水量显著相关的变量进行格兰杰因果检验得知，WPS、VGA、NFS、HHA、SWH 和 HHE 与家庭人均用水量存在显著的因果关系，而 HI 与家庭人均用水量之间无显著的因果关系。表明 WPS、VGA、NFS、HHA、SWH 和 HHE 是影响家庭生活用水的主导因子(表 4-4)。

表 4-4　关键变量的格兰杰因果关系检验

变量	零假设	F	p	变量	零假设	F	p
WSP-WC	WSP≠>WC	24.588**	0.000	HHA - WC	HHA≠>WC	4.895**	0.008
	WC≠>WSP	0.366	0.694		WC≠>HHA	1.223	0.296
HHE-WC	HHE≠>WC	4.131*	0.017	HI-WC	HI≠>WC	0.517	0.597
	WC≠>HHE	2.101	0.125		WC≠>HI	1.798	0.168
NFS-WC	NFS≠>WC	6.806**	0.009	VGA-WC	VGA≠>WC	4.592**	0.004
	WC≠>NFS	1.502	0.225		WC≠>VGA	0.459	0.711
SWH-WC	SWH≠>WC	7.609**	0.006	WSP-VGA	WSP≠>VGA	10.867**	0.001
	WC≠>SWH	1.043	0.354		VGA≠>WSP	0.008	0.992
WSP-SWH	WSP≠>SWH	3.914*	0.021	HHA-HHE	HHA≠>HHE	3.716*	0.026
	SWH≠>WSP	0.199	0.820		HHE≠>HHA	1.274	0.282
HHA-HI	HHA≠>HI	16.481**	0.000	HHE-WM	HHE≠>WM	5.568*	0.019
	HI≠>HHA	1.168	0.313		WM≠>HHE	0.857	0.426
HHS-NFS	HHS≠>NFS	2.340	0.099				
	NFS≠>HHS	0.054	0.948				

*和**分别表示在 $p<0.05$ 与 $p<0.01$ 显著性水平显著相关，符号"≠>"表示两个变量间的因果关系。

在格兰杰因果分析的基础上，将与家庭人均用水量有显著因果关系的 6 个变量(WPS、VGA、NFS、HHA、SWH 和 HHE)进行逐步回归分析，结果表明上述 4 个变量(WPS、VGA、NFS 和 HHA)对家庭生活用水预测贡献显著，可解释 37.1%的家庭用水量的变量信息(表 4-5)；HHE 与 SWH 对家庭用水量的预测作用不显著。HHE 和 SWH 更多的是通过其他因素间接地对用水量产生影响。

表 4-5　家庭用水量与各因子的逐步回归分析(247 户)

步骤	输入变量	Multiple R	R^2	Adjusted R^2	F	Sig.
1	WSP	0.487	0.237	0.234	75.648	0.000
2	NFS	0.541	0.292	0.287	50.008	0.000
3	VGA	0.584	0.341	0.333	41.623	0.000
4	HHA	0.609	0.371	0.361	35.463	0.001

4.3 讨　论

连续式供水、间歇式供水以及公共供水点供水是当前三种最为主要的改善性供水方式,其中连续式供水、间歇式供水覆盖 9.7 亿农村人口,而公共供水点供水覆盖 2.6 亿农村人口。研究显示,对于这三种供水方式,获得连续式供水村庄的人均用水量显著高于间歇式供水村庄和公共供水点供水村庄。与此同时,获得连续式供水方式家庭在个人卫生、洗衣、洗浴以及菜地浇灌等用水活动频率也显著高于其他两种供水方式。表明在农村地区,供水方式的改善不但急剧提高了家庭生活用水量,更显著影响了家庭用水行为。然而,农村生活用水量的提高,同时也给原有供水系统带来压力。在杨凌农村地区,居民生活用水需求的急剧增加,导致供水系统因水量不足、保证率不足而需要改造的占总数 80%以上。

研究表明,在我国渭河流域农村地区,菜地在家庭日常生活中占据重要的地位,其在为家庭提供新鲜的蔬菜与水果、减少家庭的日常开支上扮演着重要角色(Chadha and Oluoch, 2003)。在渭河流域农村地区菜地对家庭的生活用水量具有显著影响,其属于最大的室外用水项目,约超过 50%的室外用水用于浇灌菜地,基于菜地的经济原因,农户不愿意减少菜地的用水量。

多数研究表明,户主年龄、家庭净人口与人均生活用水量呈显著负相关,但Keshavarzi 等(2006)的研究表明,户主年龄与人均生活用水量存在显著的正相关关系,因为老年人群缺乏环境保护意识而导致大量不合理用水行为。与之相反,本章研究表明老年人群往往在日常的生活中使用更少的水,原因在于老年人群往往保持着传统的用水习惯,不熟悉或不习惯使用洗衣机和太阳能热水器;家庭成员间共用水的现象在老年人群中也很普遍。

当家庭人口较多时,虽然家庭用水总量增加,但是人均用水量减少,类似的结果在 Martin(1999)和 Keshavarzi 等(2006)等的研究中得到证实,因为部分家庭用水项目(如室外用水、厨房用水等)与家庭人口数量之间无显著相关性。渭河流域农村地区家庭净人口的下降,由 1999 年的 4.2 下降到 2010 年的 3,也是引起人

均生活用水量增加的原因之一。农村人均生活用水量已由 1999 年的 37.3L/d 增加
到 2010 年的 56.2L/d。

　　确定影响家庭用水量的主导因素是非常困难的，因为实际的家庭用水过程非
常复杂(如家庭一天用水活动包括用水项目、用水主体、起止时间以及如何使用
等)。而这些用水过程受众多因素的影响(Krantz, 2006)。使用主导因素来预测家庭
用水量面临着较低的因子解释力，现有的研究表明这些因子的解释力(R^2)往往低
于 0.4，即仅能解释不超过 40%的用水变量信息。例如，一些样点研究结果为：
墨西哥(Mexico)R^2=0.13(Corral-Verdugo et al., 2002)、澳大利亚珀斯(Perth)地区
R^2=0.22(Syme et al., 2004)，以及本章 R^2=0.371(表 4-5)。这些低的因子解释力(R^2)
表明有更多影响家庭生活用水的潜在因素尚未被发现。

　　大量研究表明，水价的高低与家庭生活用水量有显著的相关关系(Arbués et
al., 2003；Campbell et al., 2004)，但是事实上上述规律基于下列条件：

　　(1) 家庭存在大量的日常用水量，导致家庭更加关注日常水费支出(Espiñeira
and Nauges, 2004)；

　　(2) 相对于当地的经济收入，水价过高。

　　研究表明，在发展中国家的农村地区，其人均日常家庭生活用水量通常低于
50L/d(Gazzinelli et al., 1998)；在渭河流域农村地区的家庭人均生活用水量约为
56.2L/d，这些用水主要用于室内用水与浇灌菜地，由于菜地在家庭中的重要性，
调查表明，逾 90%的居民表示，针对当前的水价，他们不愿意减少菜地浇灌用水。
供水的管理不善(非计量收费)、价格透明度不足，甚至水价与电费捆绑收费，是
致使水价与用水量无显著相关性的另一重要原因。

　　Loh 和 Coghlan(2003)的研究表明，家庭生活用水量与当地的生活水平和家庭
用水器具使用有显著相关性。渭河流域农村地区家庭用水量的逐年增加可以部分
归因于洗衣机与太阳能热水器的使用，可以预见洗衣机与太阳能热水器普及将在
未来的家庭用水中扮演重要的角色。太阳能热水器便利、舒适的热水将会大大增
加洗浴的时间和频率。相对于 2010 年太阳能热水器 22%的拥有率，洗衣机在当
地家庭非常普遍，约 97%的家庭拥有洗衣机。然而，洗衣机的使用频率仍然很低，
即使在 24h 供水的连续式供水村庄，其洗衣机的使用频率也仅为 0.2(表 4-2)，仅
在寒冷的冬天，才有少量的家庭使用它。当地人群特别是老年人群传统的习惯、
知识的缺乏是导致洗衣机使用频率与太阳能热水器拥有率较低的主要原因。在渭
河流域，十多年来家庭经济状况得到了很大的提高，但是研究表明，传统习惯一
直在家庭日常用水行为中扮演着重要的角色，即使约 95%家庭拥有两层房子，97%
家庭拥有洗衣机以及 55%家庭拥有简易浴室，这并不意味着他们日常生活行为发
生很大变化，由于大量的青年人外出，户主平均年龄为 49.05 岁，这部分留守人
群缺乏足够的信息、技能以及不愿意改变传统习惯。同样传统的观点与习惯也将

影响饮用与个人卫生用水，如家庭成员共用水现象、冬季洗浴次数过低等，简陋的浴室与太阳能热水器的缺乏也是造成上述冬季洗浴次数过低的原因之一。因此，在农村生活用水行为研究中应充分重视户主特征(传统习惯、文化背景)在家庭用水行为中的作用。

4.4　小　　结

连续式供水、间歇式供水以及公共供水点供水是我国农村饮水安全工程的三种主导改善性供水方式，本章通过对上述三种供水方式下的农村生活用水行为的分析，得出结论如下：

(1) 不同的供水方式下，杨凌区农民生活用水总量差异显著，人均生活用水量分别为 71.3L/d(连续式供水方式)、52L/d(间歇式供水方式)和 46.5L/d(公共供水点供水方式)。

(2) 供水方式对家庭用水结构与用水行为影响差异不一，其中受供水方式影响较大的用水类型为菜地浇灌用水、饮用与个人卫生用水、洗浴用水和洗衣用水，而厨房用水、家畜用水以及房屋和庭院清扫用水量与用水行为受供水方式影响不显著。

(3) 除了供水方式与家庭用水量显著相关以外，家庭净人口、户主年龄、户主受教育程度、菜地面积以及太阳能热水器拥有量与人均用水量显著相关，其中家庭净人口、户主年龄与其呈显著负相关。

(4) 传统的习惯和文化背景对家庭生活用水行为具有重要影响。

第5章 不同供水时间下的生活用水行为

渭河为黄河的最大支流,其水资源问题随着地区经济和人口的增长(多年均增长率约10%和0.65%)而日益严重。渭河流域人均水资源占有量为401m³,并将于2030年降至305m³,远低于国际公认的500m³(2009年)绝对缺水线(古明兴,2009;岳利萍和曹明明,2004)。同时,严重的地表水污染导致渭河中下游水质的恶化(V和V⁺级),使其无法作为生活用水,部分甚至不能作为灌溉用水(葛芬莉,2004)。家庭生活用水主要来源于水污染相对较轻的地下水和上游水库(Ⅲ级),农村水资源供给安全和短缺已经变成影响社会经济发展和居民健康的重要因素。

为了解决上述问题,我国政府开展的《全国农村饮水安全工程"十一五"规划》中,农村饮水安全工程投入656亿元(其中中央投资320亿元),通过集中式和分散式供水工程,将城市供水网络、模式扩展应用到农村地区,计划解决约1.6亿农村居民的饮水安全问题,将农村使用不安全饮水的人口降低50%(李莉,2008)。

目前农村生活供水系统均设计成可实现24h供水的连续式供水方式,然而在实际操作过程中,由于各种原因,生活用水供给往往采用间歇式供水方式,即仅在每天固定的时间内(早晨、晚间)供给若干小时(McIntosh and Yniguez, 1997; Vairavamoorthy et al., 2007; Andey and Kelkar, 2009),主要原因包括以下五个方面:①快速的人口、经济与用水需求的增长与相对的水资源供给短缺;②相对较低的水价无法满足供水设施、输水管道等的维护与更新;③当地供电系统薄弱,导致供水系统经常性停电;④人力资源开发不足,对当前的供水体系缺乏相应知识与技能的培训;⑤供水机构缺乏以客户为主体的服务意识,致使其采用简单的管理方式。研究表明,这种通过强制切断全天供水来限制消费者取水能力的措施是目前应对水资源供给不足一种最常见的方法(Totsuka et al., 2004; Vairavamoorthy et al., 2007)。

自从国家农村安全饮水项目实施以来,渭河流域农村地区生活用水供给方式发生了巨大的变化;以村为单位的集中式供水是目前村庄供水的主要方式之一,间歇式供水方式因易于操作等原因而成为当地供水管理者应对水资源短缺最有效的手段。

因此,在供水严重短缺的情况下,确定合适的供水时间,使之既能促使家庭合理地使用水资源、减少用水浪费,又能满足家庭日常需求,特别是家庭对个人卫生方面的需求，在水资源管理中是非常重要的(Keshavarzi et al., 2006)。然而，目前国内外有关家庭用水行为的研究中，对有关间歇式供水方式对家庭用水行为的影响缺乏足够的关注,尚无针对供水时间限制与实际用水行为之间的相关研究。本章以渭河流域五个村庄为例，通过对限制性供水环境下的居民生活用水行为进行研究，为我国农村生活用水的科学管理提供参考。

5.1　资料收集与数据处理

5.1.1　资料收集

调查区域为陕西省杨凌区，本次农户调查起止时间为 2011 年 4~6 月，历时两个月，每户调查户主或 18 岁以上的家庭成员。在实地农户调查中，分两个阶段进行：第一阶段(4 月 2~19 日)，通过调查来获得全部 45 个村庄的基本社会经济数据，主要访问村级机构与供水管理者，主要内容涉及近五年村庄整体经济状况、供水方式、水价以及相应的供水管理策略;同时随机抽取 10 户完成问卷的预调查。第二阶段(4 月 20 日~6 月 3 日)，依据第一阶段调查的结果，选择五个具有相近水价、经济水平，但不同供水时间的村庄：蒋家寨村(24h)、杨后村(6h)、西小寨村(3h)、夹道村(1.5h)和刘家台村(1h)(表 5-1)，每个村庄随机选择 45 户进行调查。调查内容涉及家庭日常用水活动与用水量(洗衣、洗浴、厨房与菜地浇灌用水等)、家庭基本信息(年龄结构、收入、人口规模等)、家庭用水器具和设施(太阳能热水器、洗衣机、洗澡间等)(表 5-2)。同时有 31 户家庭进行了 3 天的家庭用水日记(Krantz, 2005)来对农户家庭日常用水进行跟踪测量;通过用水日记记录在家庭一天内什么时间、什么地方、谁使用水以及如何用水。记录结果用来验证问卷结果和获得更加详细的信息。

表 5-1　样点村庄信息(5 个村庄，供水方式为自来水)

村名	人口数	供水时间/(h/d)	水价/(元/m³)
蒋家寨村(A)	389	24	1.5
杨后村(B)	129	6	1
西小寨村(C)	98	3	2
夹道村(D)	152	1.5	1
刘家台村(E)	123	1	2

表 5-2　家庭主要用水活动问卷问题设置

用水活动	用水活动指标	问题
室内用水活动	洗衣频率	您家里每周洗衣几次
	洗浴频率	您每周洗浴几次
	洗脸、手与脚频率	请估算一下您每日洗脸、手和脚的次数
	洗脸、手与脚时与家庭其他成员共用一盆水的频率	请估算一下您每日洗脸、手和脚时与家庭其他成员共用一盆水的次数
室外用水活动	浇灌菜地频率	请估算一下您每周浇灌菜地的次数
	房屋和庭院清扫频率	请估算一下您每周清扫房屋与庭院的次数
器具、设施使用	洗衣机使用频率	请估算一下您家每周使用洗衣机的次数
	洗澡间使用频率	请估算一下您每周在洗澡间洗浴的次数
	太阳能热水器使用频率	请估算一下您每周洗浴时使用太阳能热水器的次数

5.1.2　数据处理

本次调查共涉及 225 户，891 人，约占调查村庄总人口的 25.3%。先将所有的调查数据录入 Excel 表格进行数据预处理，然后在 SPSS15.0 软件中使用单因素方差分析，分析家庭用水活动、用水行为在不同供水限制下的影响。对比分析不同供水时间下家庭社会经济特征(家庭年收入、菜地面积、庭院面积、家畜数量、洗衣机/浴室/太阳能热水器拥有情况)、用水结构(总用水量，室内、外用水，饮用与个人卫生、厨房、洗浴、洗衣、菜地浇灌、家畜和庭院清扫用水)、用水行为(洗衣、洗浴，庭院清扫，脸、手、脚的清洁，以及洗脸、手、脚时是否共用水等)以及家用用水电器和洗澡间使用(洗衣机和太阳能热水器)之间的差异性，所有的数据分析均使用 SPSS15.0 软件，$p<0.05$ 表示显著相关。

5.2　研究结果与分析

5.2.1　供水时间与家庭特征分析

1. 供水时间分布

本区内分散着 45 个村庄,约 14313 户家庭,家庭净人口数为 3.8,大约有 93.3%的村庄的生活用水来自小型村级集中式供水系统,该系统通常是由 1~3 个相邻的村庄联合组建而成的。每个小型村级集中式供水系统均由一个储水罐、供水机井、抽水站以及简易的供水网络组成。该系统具有自给自足以及独立性特点，每个村庄供水系统由村民委员会负责其日常的管理与设备的维护，村民委员会可依据日常管理和运行的需要自主决定其水价、收费方式以及供水时间。因此，尽管整个研究区域不足 35km²，但是各村水价与供水时间等显示出巨大的差异性(图 5-1)。目前绝大多数村庄采用间歇式供水方式作为其应对水资源短缺、用水浪费以及管道泄漏问题的主要手段。

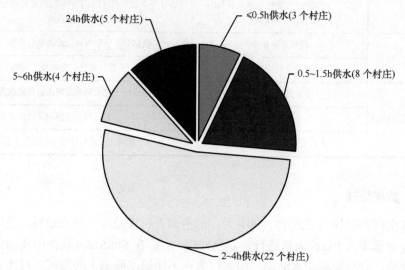

图 5-1　样点村供水时间(另有 3 个村庄为分散式供水方式)

2. 家庭特征分析

经过调查得知，所选择的 5 个村庄的供水时间不同，分别为 24h/d、6h/d、3h/d、1.5h/d 和 1h/d，其他社会经济背景差异不大，包括家庭净人口(3.8～4.1)、家庭年收入(28000～35000 元)、庭院面积(45.4～50.1m²)、家畜数量(1～1.4 头)、洗衣机拥有量(0.93～0.98 台)和简易冲水厕所量(0.07～0.13 个)等项目(表 5-3)。水价在 1元/m³ 和 2 元/m³(表 5-1)之间浮动，由于水价的不透明且与电费捆绑在一起收费，只有不超过 10%的家庭知道他们实际用水的消费，因此水价高低对于该地区家庭生活用水无显著影响。

表 5-3　村庄的社会经济特征调查结果(225 户，供水类型为自来水，均值±标准差)

社会经济状况	供水时间/(h/d)				
	A-24h	B-6h	C-3h	D-1.5h	E-1h
家庭净人口	3.9±0.44[a]	3.8±0.45[a]	4.0±0.36[a]	4.1±0.45[a]	4.0±0.38[a]
家庭年收入/万元	3.5±0.52[a]	3.2±0.49[a]	3.0±0.45[a]	2.8±0.43[a]	2.9±0.47[a]

续表

社会经济状况	供水时间/(h/d)				
	A-24h	B-6h	C-3h	D-1.5h	E-1h
菜地面积/m²	37.3±12.62^a	24.5±7.24^b	19.8±9.18^b	18.7±8.32^b	21.4±6.80^b
庭院面积/m²	46.1±8.42^a	48.1±8.30^a	45.4±9.53^a	48.8±6.38^a	50.1±10.61^a
家畜数量/头	1.1±0.68^a	1.4±0.62^a	1.0±0.84^a	1.3±0.67^a	1.0±0.45^a
洗衣机拥有量/台	0.96±0.21^a	0.98±0.15^a	0.93±0.25^a	0.96±0.21^a	0.96±0.21^a
洗澡间/个	0.76±0.44^a	0.69±0.47^a	0.71±0.46^a	0.76±0.44^a	0.62±0.49^a
太阳能热水器拥有量/个	0.24±0.41^a	0.13±0.32^{ab}	0.07±0.25^b	0.04±0.21^b	0.04±0.21^b
简易冲水厕所量/个	0.13±0.34^a	0.11±0.32^a	0.11±0.32^a	0.07±0.25^a	0.07±0.25^a

注：每行上标不同字母表示差异性显著($p<0.05$)，图基事后检验为 $a>b>c$，A、B、C、D 和 E 分别表示蒋家寨村、杨后村、西小寨村、夹道村和刘家台村，下同。

5.2.2 供水时间限制对生活用水量的影响

限制性供水方式对当地家庭日常用水产生了较大的影响，家庭在不同的供水时间内，人均用水量差距很大：在 24h 不间断供水方式下的蒋家寨村人均用水量为 71.4L/d，而处于每天供水 1h 的刘家台村人均用水量则为 33.6L/d(表 5-4)。

表 5-4 不同供水时间下的室内、室外与总用水量(225 户，均值±标准差) (单位：L/d)

用水量	村庄与供水时间/(h/d)				
	A-24h	B-6h	C-3h	D-1.5h	E-1h
室内用水量	41.3±7.2^a	42.5±7.4^{ab}	32.1±9.1^{bc}	23.5±6.4^c	22.9±7.0^c
室外用水量	30.1±10.2^a	17.4±8.7^b	13.7±5.2^b	11.4±5.1^b	10.7±4.9^b
总用水量	71.4±16.8^a	59.9±15.3^{ab}	45.8±10.9^{bc}	34.9±6.6^c	33.6±8.3^c

处于轻度供水限制的村庄(每天供水 6h)，其室外用水量与其浇灌菜地用水量显著低于 24h 供水的村庄(表 5-4、图 5-2 和图 5-3)。在 24h/d 供水的蒋家寨村，其家庭室外用水量为 30.1L/d，占总用水量的 42%，而在 6h/d 供水条件下的杨后村，其家庭室外用水量降到 17.4L/d，仅占总用水量的 29%。室内用水项目及其使用(饮用与个人卫生、洗浴和洗衣)受到中度供水限制(1.5~6h/d)的影响，每天供水低于 3h 村庄的室内用水量显著低于每天供水 6h 与 24h 的村庄。

在重度的供水限制下(低于 1.5h/d)，人均用水量无明显差异(表 5-4)，由于此时的用水量仅能满足日常的最基本需求，当地农民在日常最基本需求上的用水量表现出显著的相似性。

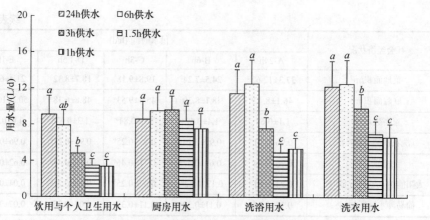

图 5-2　不同供水时间下的人均室内用水量(225 户)

数据中标有不同字母表示差异显著($p<0.05$)，图基事后检验为 $a>b>c$，下同

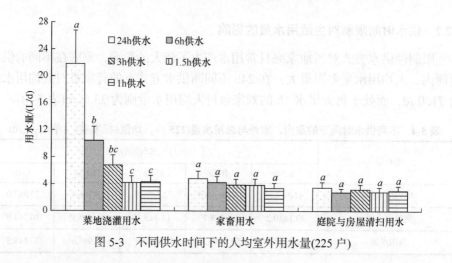

图 5-3　不同供水时间下的人均室外用水量(225 户)

5.2.3　供水时间限制对家庭用水活动的影响

在不同的供水限制下，家庭的用水方式各具特色。在供水时间相对较长的 24h/d 和 6h/d 村庄，由于充足的供水，其家庭用水量表现出相对的自由性和灵活性，户均每天分别有 32.8L 和 33.1L 水用于洗衣、洗浴、饮用与个人卫生方面；而当供水时间低于 1.5h/d 时，前述三者的用水量分别降到 15.2L(1.5h/d)和 15.4L(1h/d)。厨房用水量随着供水压力的加大表现出相对的稳定，这是由于相对于上述三者的需求，厨房用水更具有重要性，家庭首选保证洗碗、洗菜、做饭等用水需求(图 5-2)。相对于洗衣次数、打扫房间以及洗浴次数，在 24h/d 供水的村庄，农民的个人卫生行为(洗脸、手和脚)次数高于间歇式供水的村庄(如

6h/d、3h/d、1.5h/d 和 1h/d)；同时，家庭成员共用一盆水的频率大大降低，共用一盆水的频率分别由 0.56(1.5h/d)和 0.59(1h/d)降低到 0.18(24h/d)(表 5-5)。

表 5-5　家庭主要室内用水活动(225 户，均值±标准差)　　(单位：次/周)

主要室内用水活动	村庄日供水时间				
	A-24h	B-6h	C-3h	D-1.5h	E-1h
洗衣	3.9 ± 0.66^a	3.7 ± 0.44^a	3.4 ± 0.53^a	3.6 ± 0.39^a	3.0 ± 0.40^a
洗浴	2.8 ± 0.35^a	2.4 ± 0.32^a	2.6 ± 0.28^a	2.7 ± 0.36^a	2.5 ± 0.32^a
洗脸、手与脚	36.3 ± 5.61^a	29.8 ± 5.05^b	27.0 ± 4.66^b	19.8 ± 5.24^c	22.1 ± 5.36^c
在洗脸、手与脚时，与其他家庭成员间共用一盆水的频率	0.18 ± 0.06^c	0.30 ± 0.08^b	0.33 ± 0.05^b	0.56 ± 0.08^a	0.59 ± 0.08^a

室外用水行为主要包括菜地浇灌、家畜用水以及庭院和房屋清扫等三方面，供水限制严重影响了家庭菜地浇灌用水量，该用水量由每户每天 30.1L(24h/d)急剧下降到 17.4L(6h/d)、13.7L(3h/d)、11.4L(1.5h/d)、10.7L(1h/d)(图 5-3)；其中，夏季菜地种植也受供水限制的影响，供水时间低于 6h/d 的村庄菜地面积明显低于24h/d 供水的村庄(表 5-3)。此外，菜地的浇灌次数和庭院清扫卫生行为表现出相似的特点(表 5-6)。而家庭拥有家畜的数量、庭院面积与用水限制无显著差异(表 5-6)。

表 5-6　家庭主要室外用水活动(225 户，均值±标准差)　　(单位：次/周)

主要室外用水活动	村庄日供水时间				
	A-24h	B-6h	C-3h	D-1.5h	E-1h
夏季菜地浇灌次数	2.3 ± 0.66^a	1.3 ± 0.43^b	1.0 ± 0.44^b	1.2 ± 0.47^b	1.3 ± 0.41^b
庭院清扫次数	3.9 ± 0.47^a	2.3 ± 0.64^b	2.0 ± 0.59^b	1.8 ± 0.48^b	1.9 ± 0.43^b

5.2.4　供水时间限制对用水器具使用的影响

家庭用水器具的使用与家庭用水量关系密切(Lyons et al., 2010)，在渭河流域农村地区家庭洗澡间不是很多，但它是富裕的象征，并寓意着家庭拥有现代的、舒适的生活。大约有 60%的家庭建造了新的房屋，其中洗澡间是必需的；然而，由于多种原因，其洗澡间的使用频率很低，限制性供水是其使用频率低的主要原因之一。在夹道村与刘家台村，由于缺水，仅有不足 21%的洗浴是在洗澡间进行的(表 5-3)；而在 24h/d 供水的蒋家寨村，47%的洗浴、约 13%(21L/d)的用水量是在洗澡间产生的(表 5-7)。本次调查整体表明，约有 53%的洗浴发生在洗澡间以外的地方(室内、庭院及公共浴池)，约 86%的老龄人群偏向于在卧室进行简单的擦洗。简陋的设备、热水器的缺乏、薄弱的下水管道以及传统习惯等是其主要原因。洗衣机在渭河流域农村地区非常普遍，几乎所有的家庭均拥有一台洗衣机，这些洗衣机多数是由年轻人为其父母购买的。然而，洗衣机的使用频率很低，通过在 24h/d 供水的蒋家寨村调查表明，有 79%的洗衣活动是手洗的，除了限制性供水对其影响以外，其中知识的缺乏、过多的电费以及传统的习惯是家庭偏好手洗衣服的主要原因，分别占到 13%、54%和 33%的调查人群。由于昂贵的价格，太阳能热水器在渭河流域农村尚未普及，其受供水限制影响巨大，在间歇式供水环境下，由于水压过低以及供水时间的限制导致居民购买意愿大大降低(表 5-3)。

表 5-7　家庭用水器具与设备(225 户，均值±标准差)

用水器具与设备	村庄日供水时间				
	A-24h	B-6h	C-3h	D-1.5h	E-1h
洗衣机使用频率(使用洗衣机次数与总洗衣次数的比值)	0.21 ± 0.04^a	0.17 ± 0.04^{ab}	0.12 ± 0.04^b	0.13 ± 0.06^b	0.10 ± 0.06^b
洗澡间使用频率(在洗澡间洗浴次数与总洗浴次数的比值)	0.47 ± 0.07^a	0.32 ± 0.05^{abc}	0.35 ± 0.08^{ab}	0.18 ± 0.04^c	0.21 ± 0.04^{bc}
太阳能使用频率(洗浴时使用太阳能热水器次数与总洗浴次数的比值)	0.94 ± 0.06^a	0.90 ± 0.10^a	0.97 ± 0.05^a	0.85 ± 0.12^a	0.89 ± 0.07^a

5.3　讨　论

间歇式供水方式是指日供水时间不足 24h 的供水方式，尽管该供水方式存在着取水不便、加剧用户对水短缺的焦虑以及增加额外的家庭储水器具费用支出等不足(McIntosh, 2003)，但因其管理简单、投入低廉和更利于优化配置有限的水资源，而在发展中国家广泛流行(McIntosh and Yniguez, 1997；Vairavamoorthy et al., 2008；Faure and Pandit, 2010)。亚洲发展银行(Asian Development Bank, 1998)于 1997 年调查了 50 个亚洲主要城市的供水方式，结果表明有近一半的城市采用间歇式供水方式(图 5-4)。

目前，间歇式供水已经成为控制家庭过度用水、促进水资源公平分配以及应对水资源不足最有效、最常用的手段(Vairavamoorthy et al., 2008；Totsuka et al.,

2004)。在我国，虽然城市居民实现了 24h/d 的连续式供水，但在多数农村地区，由于经济落后、水资源分布不均衡以及环境污染等问题，约有 3.12 亿的中国农村居民无法获得安全的饮用水，面临严重的水资源短缺和水污染问题，严重地威胁着农民的健康与生活水平的连续提高。为此，在我国农村饮水工程的"十二五"规划中，已经将全面解决农村人口与学校的饮水安全作为工作首要目标：在"十二五"期间解决 3 亿农村人口和 11.4 万所农村学校用水安全，届时我国农村获得集中式供水人口覆盖率达到 80%以上(中华人民共和国水利部，2013)。

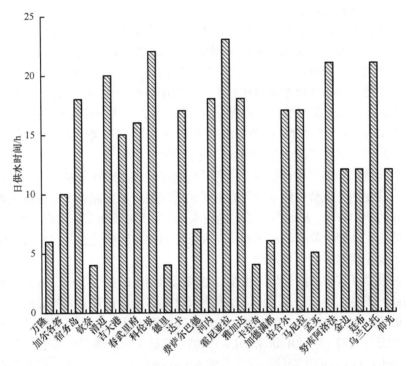

图 5-4　部分亚洲城市的日均供水时间

伴随着我国西部发展政策和各级农村饮水安全工程的实施，目前在我国西部农村地区已建立了数以万计的农村安全饮用水小型供水单元(黄娴等，2011；MWRC，2012)。这些小型的农村饮用水供水单元由当地村民委员会来管理和经营，其水价与供给时间依据当地自身的实际情况而制定，因此不同小型供水单元之间的供水时间与价格政策等差异较大。缺乏资金和技术支持(64%)、水资源短缺(42%)、技术简单和易于管理(26%)和一些其他原因(20%)，是多数村庄采用间歇式供水的主要原因，部分村庄同时存在上述两个及两个以上因素的叠加，因此间歇式供水方式将在未来很长一段时间内继续作为农村集中式供水的主体。

在渭河流域农村地区，间歇式供水方式可以显著地降低当地农民的用水需求与用水量，由人均生活用水量 33.6L/d(1h/d)、59.9L/d(6h/d)的间歇式供水方式，到 71.4L/d(24h/d)的连续式供水方式。而在印度的加德满都地区研究表明，使用连续式供水方式将会降低家庭的日常用水量,因为间歇式用水的家庭倒掉每天剩余"旧的"储存用水，来保证每日的新鲜用水(McIntosh, 2003)。这种不一致的原因在于渭河流域农村地区连续式供水方式下的村庄，其家庭人均用水量的增加是由大量室外用水(菜地)需求产生的；当采用间歇式供水时，由于取水不便与水资源相对短缺，农户通常首先会减少室外菜地的用水量；此外储存的"旧水"并非扔掉，而是被用于室外菜地浇灌。

间歇式供水方式也会对室内用水行为，如个人卫生行为(清洗脸、手、脚的次数降低和家庭成员之间的共用水频率增加)和用水电器的使用(洗衣机和太阳能热水器的低使用频率)影响显著。洗衣机、洗澡间的使用对室内用水量产生重要的影响，然而即使在 24h/d 供水的村庄，二者的使用频率仍然很低；原因归结为以下两点：①洗衣机和洗澡间是相对新普及的事物，为青年人群所喜爱(有超过 85%的青年人外出务工)；②对额外电费支出(洗衣机)的担心、中老年人群缺乏使用洗衣机的技能，以及不愿意改变传统洗衣、洗浴习惯。

太阳能热水器出现相对较晚，尽管其拥有率受供水时间限制很大，但是使用率很高，其便利、免费的热水深受当地居民所欢迎；太阳能热水器也大大地增加了洗澡间的使用频率，从而增加了室内用水量。冲水厕所在当地农户家中很少见，仅有少量的家庭拥有简易的冲水厕所，太阳能与冲水厕所的普及将成为当地农村生活用水量连续增加的主要原因。

有关家庭日常生活的最低用水量，各级组织制定的标准不一。世界卫生组织(WHO)认为满足饮用、个人卫生以及家庭日常基本生活正常开展的最低用水量为人均 20L/d(WHO, 1997)。1982 年，联合国难民署(UNHCR)曾将家庭日常生活最低用水量定为人均 15~20L/d(UNHCR, 1982)，而这个标准随后又降至人均 15L/d。后来，Gleick 和 Iwra(1996)计算得出人均 50L/d。然而，上述标准一直为大家所质疑，Roberts 等(2001)认为家庭日常生活的最低用水量应该取决于当地的经济、家庭人口、文化与用水习惯等；不同的经济、文化以及用水习惯背景下的家庭基本生活用水量差异巨大(Gleick and Iwra, 1996; Rosen and Vincent, 1999; Roberts, 2000)。例如，在非洲莫桑比克地区，人均生活用水量处于 15L/d 左右的人群患腹泻的数量是人均生活用水量 30L/d 以上的 2.5 倍，表明人均 15L/d 无法满足该地区最基本的家庭日常用水需求(Roberts et al., 2001)。同时，家庭各类用水项目的重要性也不相同，如在短期内饮用水与厨房用水的重要性要远远高于洗衣、洗浴与清洁用水。Gleick 和 Iwra(1996)认为人均 50L/d 用水量可以满足日常基本的用水需求，其中 25L/d 用于饮用、洗浴与个人卫生，另 25L/d 用于洗衣和厨房用水。然而，在众多经济水平高的国家，人均 50L/d 用水量远远不能满足家庭日常基本需求，如英国居民人均日常用水量为 105L/d，而美国人均用水量则需要 410L/d(Shah, 2009)。本书研究表明，渭河流域农村地区基本家庭用水量很大程度上取决于菜地面积、传统习惯(洗衣、洗浴等习惯)以及用水电器的利用；此外，可以预见在将来，大量用水电器的使用以及家庭菜地和花坛的浇灌将会导致家庭基本用水需求量远远超过 Gleick 和 Iwra(1996)建议的人均 50L/d。

有效的家庭间歇式供水策略可以减少浪费、降低用水量且不增加健康风险，因此在制定间歇式用水管理方案时，应该充分理解供水时间的限制与用水消费和用水行为，特别是涉及卫生有关的行为之间的关系(Keshavarzi et al., 2006)。本章研究表明，与连续式供水(24h)相比，间歇式供水具有潜在的卫生安全风险，不仅因为储存水可能会滋生疾病(Howard and Bartram, 2003)，同时存在于用水相关的卫生行为习惯；即使是在每天供水超过 6h 的村庄，间歇式供水方式也将大大地增加卫生风险。此外，每天供水 6h 的用水制度可被认为能满足室内用水的需求，但是不足以满足室外用水需求。这是因为室内用水量在供水时间超过 6h/d 时，无显著性差异，而室外用水量则表现出显著差异，此时人均室内用水量为 42.5L/d，人均总用水量约为 59.9L/d。表明在 6h/d 供水背景下，可以满足家庭室内用水需求，即 42.5L/d 的人均室内用水量。当供水时间降低至 1h/d 和 1.5h/d 时，其人均总用水量分别降至 33.6L/d 和 34.9L/d，且二者间无显著性差异，这意味着人均 33.6~34.9L/d 是渭河流域农村地区家庭最低基本生活用水量。若不考虑间歇式供水方式带来的潜在卫生威胁(储存水产生疾病和用水行为带来风险等)，本章研究表明，6h/d 的供水时间将显著影响室外用水量，1.5~6h/d 将显著影响室内用水量。1.5h/d 的供水时间可被认为当地最低基本生活用水量，并且这种最低生活用水量将随着未来用水习惯的改变和生活水平提高而变化。

5.4　小　　结

间歇式供水成为当地农户应对水资源供给不足、减少浪费的最常用、最有效的手段。通过渭河流域农村地区间歇式供水调查得出以下结论：

(1) 间歇式供水可以减少家庭日常生活用水量，但会给家庭生活带来不便，增加卫生风险，表现为减少日常个人卫生用水的次数、增加家庭成员间共用水的频率。

(2) 当每日供水时间达到 6h 以上时，供水时间仅对室外用水量产生影响，表明当每日供水时间为 6h 或更长时，供水可满足室内用水和部分室外用水需求；此时通过对供水时间的限制可以达到调节室外用水量的目的。

(3) 在每日供水时间为 1.5~6h 时，供水时间将对室内用水量产生强烈的影响，此时的供水压力对家庭生活的影响逐渐由室外用水转移到室内用水。

(4) 当供水时间降到 1h/d 和 1.5h/d 时，即人均用水量为 33.6～34.9L/d，此时的用水量为当地农户的最低基本生活用水量。同时，家庭最低生活用水量将随着太阳能热水器、冲水厕所的普及以及洗衣机的广泛使用而逐渐提高。

第6章 连续式供水方式下的生活
用水与节水行为

　　我国是经常受干旱影响、水资源缺乏的国家之一，人均水资源占有量仅为世界平均水平的 1/4。近年来，水资源分布不均、经济和人口的增长等因素加剧了水资源的不足(Jiang, 2009)。在中国北方部分地区，如黄河流域人均水资源占有量低于世界平均水平的 1/10(古明兴, 2009)。此外，气候的变化和人类活动加剧了用水短缺。在过去的 20 年里，气候的变化和人类活动导致黄河年径流量减少了15%(Jiang, 2009)，伴随着经济、人口增长，水短缺成为困扰当地政府的主要问题(Xinhua English, 2007)。

　　到 20 世纪 90 年代，人们越来越意识到水资源保护的重要性，特别是在我国西部地区，保护有限的水资源显得尤为重要。尽管家庭生活用水的消耗量只占全国总用水量的 12.7%(中华人民共和国水利部, 2010)，但是随着人口的增加和农村生活水平的提高，农村生活用水需求量正急剧增加。例如，张家玉等(2000)对汉江中下游农村人均生活用水研究表明，随着生活水平提高，人均生活用水量由150L/d(1999 年)上升到200L/d(2000 年)，并预测在 2020 年农村人均生活用水量将达到 300L/d；郑裕盛(2000)分析得出海南省农村人均生活用水量由 1990 年的180L/d 上升到 2010 年的 230L/d。然而，在我国农村地区，对家庭生活用水节水行为尚缺乏相关研究。

　　在渭河流域关中地区，随着一系列农村饮水安全工程的推进，以及农村水网改造工程的开展，部分地区已经实现了由"村级供水系统"到"集中连片供水"的转变，均实现了 24h 的连续式供水。然而，随着供水方式的改善、农村居民用水的大幅增加，农村饮水安全供水系统面临巨大的压力；出于经济与环境因素的考虑，对家庭节水行为的开展与宣传越来越引起人们的重视(Alitchkov and Kostova, 1996)。

　　Hassell 和 Cary(2007)指出居民的节水行为与态度依赖于他们对水资源及其使用的感知，然而大多数居民会低估他们的实际用水量，导致日常用水的浪费，表明调整家庭生活用水有很大节水空间。通过水费结构与价格的调整、节水器具推广、宣传教育和用水限制性措施等可以使家庭更加合理地支配有限的水资源、减少用水浪费(Salazar et al., 2010；Renwick and Green, 2000；Corral-Verdugo et al.,

2002；Syme et al., 2004；黄娴等, 2011)。例如，通过节水教育与宣传可以使家庭减少 5%~20%用水量，通过价格调控措施可以减少 10%~40%用水量(Abdul-Razzak and Ali-Khan, 1990)，通过用水制度与计费方式改革可以减少 15%左右的家庭用水量(Shove et al., 2010)。

　　然而，通过用水行为的改变来实现生活节水的目标面临着巨大挑战，因为家庭节水行为的改变往往受一系列未知而复杂因素的影响，需要进一步深入的研究。诸多因素，如对水的价值感知过低、供给充足、用水信息缺乏、使用者的冷漠以及传统习惯等，均会导致日常生活中家庭成员不愿意改变其原有的用水行为。个人与集体利益之间的差别也是其不愿进行节水行为的因素之一；节水行为对集体资源、环境与社会等具有直接的利益，但是这种利益往往不会直接地体现在个人的价值上，导致个人虽然认识到节水对整个社会的重要性，也不愿开展节水行为(Collins et al., 2003)。因此，揭示与研究农村家庭日常生活中节水行为、节水动机以及存在的障碍尤为重要，它是制定科学的农村节水公共政策的基础。

　　本章以渭河流域关中农村地区，使用连续式供水方式的 776 户家庭为例，通过对家庭生活用水与节水行为、节水态度与障碍的揭示，为渭河流域农村生活用水管理策略的制定提供参考。

6.1　资料收集与数据处理

6.1.1　资料收集

　　问卷调查区域位于 A-渭南(34°45′N~34°49′N，109°09′E~109°15′E)、B-杨凌-武功(34°17′N~34°20′N，107°57′E~108°04′E)以及 C-宝鸡(34°21′N~34°24′N，107°24′E~107°29′E)；选择供水方式均为集中式供水，供水时间为 24h/d 连续式供水。问卷调查时间为 2010 年 6 月到 2011 年 11 月，采用实地访问的形式，涉及农户 776 户(3298 人)，其中 A-渭南 209 户、B-杨凌-武功 334 户以及 C-宝鸡 233 户(表 6-1)，问卷分为两个阶段进行：第一阶段(2010 年 6~10 月)，对拟选择的样点区域进行实地走访，主要访问当地村级机构与供水管理者，主要内容涉及近五年来村庄整体经济状况、供水方式、水价以及相应的水资源管理策略。同时，每个样点选择 36 户开展问卷预调查，并完成问卷修改，通过预调查获得对样点区居民生活用水态度、行为以及节水观点的进一步理解。第二阶段(2011 年 5~11 月)对家庭用水行为、节水行为、动机与障碍进行详细调查。具体内容包括：

　　(1) 家庭日常用水活动与用水量、基本信息(年龄结构、收入、人口规模、庭院面积和菜地面积、家畜数量、洗衣机和太阳能热水器拥有量等)、户主的信息(年龄、性别、受教育程度等)。

(2) 家庭主要节水行为、节水障碍以及对当前用水与节水行为的态度等(室内的包括个人饮用和卫生习惯、厨房、洗浴、洗衣,室外的包括菜地的浇灌、家畜的饮用和庭院的清扫)以及节水行为的动机和障碍(Andersen, 2008)。

表 6-1　调查样点信息

样点编号	地区	调查户数	家庭净人口	家庭年收入/元	供水方式	供水时间/(h/d)	水价/(元/m³)
A	渭南	209	4.1	31000	集中式供水	24	3
B	杨凌-武功	334	3.9	33000	集中式供水	24	2
C	宝鸡	233	4.2	28000	集中式供水	24	3

6.1.2　数据处理

调查数据的均值、标准差以及差异显著性均采用 SPSS15.0 软件进行处理与分析。调查数据来自于 776 份问卷,采用单因素方差分析(ANOVA)模块,用来分析比较用水方式和用水行为(洗衣用水、饮用与个人卫生用水、洗浴用水、菜地浇灌用水、房屋和庭院清扫用水等)、用水设备装置(洗衣机、洗澡间和太阳能热水器拥有量)以及不同用水人群的节水行为、动机和障碍的差异。$p<0.05$ 的差异具有统计学意义。

6.2　家庭生活用水结构与用水人群

通过对当地 776 户家庭调查得知,渭河流域农村地区人均生活用水量为 70.2L/d;54.56%的用水量(SD=5.7)属于室内用水,主要包括饮用与个人卫生用水(10.54%)、洗衣用水(14.53%)、厨房用水(16.67%)以及洗浴用水(12.82%),其中厨房用水量占室内用水量的比例最大。45.44%(SD=8.8)为室外用水,主要涉及菜地浇灌用水(25.07%)、房屋和庭院清扫用水(12.54%)以及家畜用水(7.83%);由于大量菜地的存在,菜地浇灌用水为当地居民的主要室外用水项目之一,菜地浇灌用水在室外用水中所占比例最高,约有 17.6L/d(SD=5.3)家庭用水被用于浇灌菜地(图 6-1)。依据人均用水量的高低可将该地区的人群划分为三类,低用水人群(<50L/d)、中等用水人群(50~95L/d)和高用水人群(>95L/d),各分别有 258 户(33.25%)、365 户(47.04%)和 153 户(19.72%)(图 6-2)。

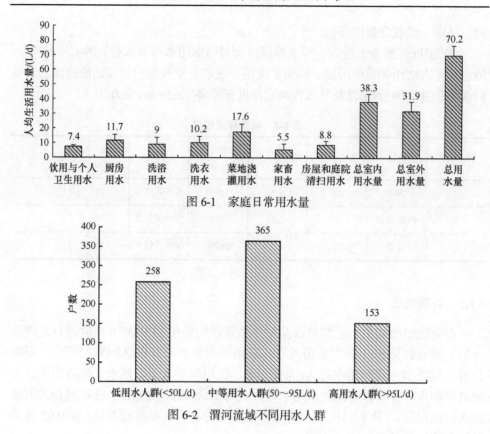

图 6-1　家庭日常用水量

图 6-2　渭河流域不同用水人群

6.3　不同用水人群的用水行为

6.3.1　生活用水结构

　　不同用水人群之间，室内用水量相对稳定，而室外用水量差异很大。低用水人群的人均用水量为 47.5L/d，仅有 17.6L/d(37.05%)用于室外消费；而高用水人群室外用水量则占总用水量的 58.07%(63.7L/d)，主要用于菜地浇灌、房屋和庭院清扫(图 6-3 和图 6-4)。

6.3.2　用水活动与用水器具

　　单因素方差分析表明，不同的用水人群其相应的用水活动差异很大，高用水人群的家庭往往拥有相对较大的菜地与花园面积($\overline{X}$=36.58)(p<0.001)、频繁的浇地次数($\overline{X}$=2.23)(p<0.001)，这是导致室外用水量过高的主要原因(表 6-2 和表 6-3)。

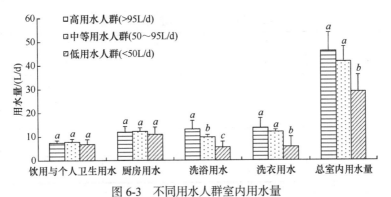

图 6-3 不同用水人群室内用水量

每组上标不同字母表示差异性显著($p<0.05$)，图基事后检验为 $a>b>c$，下同

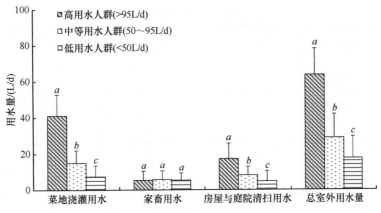

图 6-4 不同用水人群室外用水量

而针对室内用水量，许多研究表明用水器具与设备对室内用水量有重要的影响 (Lyons et al., 2010；Carragher et al., 2012)。在渭河流域家用洗衣机已经普及，几乎每个家庭均拥有一台洗衣机，洗衣机大多数是年轻人为方便其父母购买的，其实际使用者往往为中老年人群；由于这类人群缺乏知识技能、担心电费的支出以及传统习惯等因素，洗衣机的使用频率相对较低，而高用水人群往往倾向于使用洗衣机。近年来洗澡间已经成为家庭必备的生活设施之一，超过 60% 的家庭拥有洗澡间，这些家庭为较年轻的一代人所拥有。然而，洗澡间的使用频率很低，缺乏热水以及无下水管道是其低使用频率的主要原因。本次调查表明，有少量的家庭购买了太阳能热水器，约有 92% 的家庭太阳能热水器是近 5 年内购买的，高用水人群家庭多数拥有太阳能热水器和洗澡间，太阳能热水器因其便利的热水大大增加了高用水人群的洗澡频率和洗澡间的使用频率(表 6-2 和表 6-4)。

表 6-2　不同用水人群的室内用水活动

室内用水活动	高用水人群 (153 户)	中等用水人群 (365 户)	低用水人群 (258 户)	显著性 水平
洗衣次数	3.62	3.53	3.45	0.197
洗浴次数	3.0^a	2.4^b	2.5^b	0.000
洗脸、手与脚次数	29	28	26	0.065
洗脸、手与脚共用水的频率	0.16	0.15	0.15	0.215

注：上标不同字母表示差异性显著($p<0.05$)，图基事后检验为 $a>b>c$，下同。

表 6-3　不同用水人群的室外用水活动

室外用水活动与相关要素	高用水人群 (153 户)	中等用水人群 (365 户)	低用水人群 (258 户)	显著性 水平
菜地与花园面积/m²	36.58^a	31.72^b	19.44^c	0.000
菜地与花坛浇灌次数	2.23^a	1.66^b	1.12^c	0.000
庭院面积/m²	46.12^b	46.87^b	51.85^a	0.000
房屋和庭院清扫次数	2.8	2.5	2.6	0.055
家畜数量/头	1.10	1.18	1.14	0.936

表 6-4　不同用水人群家用器具、设备的拥有量

用水器具与设备	高用水人群 (153 户)	中等用水人群 (365 户)	低用水人群 (258 户)	显著性 水平
洗衣机拥有量/台	0.96^a	0.96^a	0.95^a	0.941
洗衣机利用率	0.21^a	0.15^b	0.11^c	0.000
洗澡间拥有量/个	0.75^a	0.70^a	0.66^a	0.171
太阳能热水器拥有量/个	0.20^a	0.09^b	0.05^b	0.000
洗澡间利用率	0.48^a	0.34^b	0.36^b	0.000
简易冲水厕所拥有量/个	0.13^a	0.11^a	0.07^a	0.102

6.4 不同用水人群的节水行为

6.4.1 节水行为

当地居民通常采用 20 种生活用水节水行为，大体上可以归为以下几个方面：饮用与个人卫生用水(3 种)、洗衣用水(3 种)、厨房用水(3 种)、房屋和庭院清扫用水(3 种)、菜地浇灌用水(4 种)以及日常规范(4 种)等。在这 20 种节水行为中，其中有 11 项节水行为使用更为普遍(表 6-5)。最频繁使用的节水行为为"仅在早晨或傍晚浇灌"菜地($\overline{X} = 4.61$，SD=0.82)，其次分别为"将脏衣服集中起来，统一手洗，并将前一环节的剩水用于清洗下一环节的衣服"($\overline{X}$=4.34，SD=0.94)、"使用洗衣机时，总是将衣服集中起来，满负荷清洗"($\overline{X}$=4.25，SD=1.12)以及"洗衣灰水用于清扫庭院和冲厕所"($\overline{X}$=4.18，SD=1.13)；而"以身作则，引导孩子进行节水行为"($\overline{X}$=2.16，SD=1.30)、"种植耐旱蔬菜品种"($\overline{X}$=1.76，SD=0.92)以及"减少菜地面积"($\overline{X}$=1.99，SD=0.99)这 3 种节水行为使用率最低。高用水人群的节水行为主要表现在："将脏衣服集中起来，统一手洗，并将前一环节的剩水用于清洗下一环节的衣服"，同时他们还"经常检查、维修水管、龙头漏水情况"以及"缩短洗浴时间"。低用水人群的节水行为主要表现在：仅在早晨或傍晚浇灌菜地(p=0.000)、洗衣灰水用于清扫庭院和冲厕所(p=0.000)以及庭院清扫时避免使用软管冲地等节水行为(表 6-6)。

表 6-5 当地居民主要节水行为

	节水行为	均值	标准差
饮用与个人卫生用水	在洗漱、刷牙过程中关水龙头	4.09	1.19
	洗浴过程中，间断放水沐浴	3.93	1.24
	缩短洗浴时间	2.58	1.44
洗衣用水	使用洗衣机时，总是将衣服集中起来，满负荷清洗	4.25	1.12
	将脏衣服集中起来，统一手洗，并将前一环节的剩水用于清洗下一环节的衣服	4.34	0.94
	购买衣服时，选择那些不需要单独清洗的衣服类型	2.55	1.30
厨房用水	在清洗水果、蔬菜时，放在盆里集中清洗，避免直接在水龙头下清洗	3.57	1.52
	将碗碟集中起来一起在盆中清洗	3.94	1.35
	炊具、食具上的油污，先擦除再洗涤	3.64	1.49
房屋和庭院清扫用水	庭院清扫，避免使用软管冲地	3.87	1.38
	经常扫地，尽可能减少拖地次数	3.13	1.41
	洗衣灰水用于清扫庭院和冲厕所	4.18	1.13

续表

节水行为		均值	标准差
菜地浇灌用水	种植耐旱蔬菜品种	1.76	0.92
	减少菜地面积	1.99	0.99
	减少浇地次数	2.91	1.36
	仅在早晨或傍晚浇灌	4.61	0.82
日常规范	经常检查、维修水管、龙头漏水情况	3.17	1.56
	看管孩子不要玩水	3.55	1.34
	外出旅行时，切断水源	3.40	1.48
	以身作则，引导孩子进行节水行为	2.16	1.30

注：一直使用/强烈赞同=5，经常使用/赞同=4，偶尔使用/不清楚=3，很少使用/不太赞同=2，从来没有/不赞同=1，下同。

表 6-6　不同用水人群的节水行为

节水行为		低用水人群 (258 户)	中等用水人群 (365 户)	高用水人群 (153 户)	显著性水平
饮用与个人卫生用水	在洗漱、刷牙过程中关水龙头	4.06	4.02	4.29	0.058
	洗浴过程中，间断放水沐浴	3.91	4.02	3.75	0.072
	缩短洗浴时间	2.78[b]	2.20[c]	3.14[a]	0.000
洗衣用水	使用洗衣机时，总是将衣服集中起来，满负荷清洗	4.18	4.29	4.29	0.443
	将脏衣服集中起来，统一手洗，并将前一环节的剩水用于清洗下一环节的衣服	4.28[b]	4.30[b]	4.45[a]	0.028
	购买衣服时，选择那些不需要单独清洗的衣服类型	2.44	2.53	2.75	0.071
厨房用水	在清洗水果、蔬菜时，放在盆里集中清洗，避免直接在水龙头下清洗	3.59	3.58	3.50	0.808
	将碗碟集中起来一起在盆中清洗	3.91	3.96	3.93	0.925
	炊具、食具上的油污，先擦除再洗涤	3.61	3.80	3.29	0.062
房屋和庭院清扫用水	庭院清扫，避免使用软管冲地	4.31[a]	3.58[b]	3.82[b]	0.000
	经常扫地，尽可能减少拖地次数	3.02	3.13	3.34	0.083
	洗衣灰水用于清扫庭院和冲厕所	4.43[a]	4.10[b]	3.95[b]	0.000

节水行为		低用水人群 (258 户)	中等用水人群 (365 户)	高用水人群 (153 户)	显著性 水平
菜地浇 灌用水	种植耐旱蔬菜品种	1.67	1.83	1.74	0.090
	减少菜地面积	2.05	1.98	1.90	0.333
	减少浇地次数	2.84	3.02	2.76	0.085
	仅在早晨或傍晚浇灌	4.73^a	4.68^a	4.25^b	0.000
日常 规范	经常检查、维修水管、龙头漏水情况	3.18^b	2.92^b	3.75^a	0.000
	看管孩子不要玩水	3.57	3.61	3.36	0.136
	外出旅行时，切断水源	3.46	3.35	3.42	0.667
	以身作则，引导孩子进行节水行为	2.31	2.07	2.13	0.066

6.4.2　节水动机

仅 8.38%被访者认为他们从来没有想过进行节水行为；完全出于经济因素考虑或者主要出于经济因素考虑占节水动机的主体，二者总和约占人群的49.23%；其次分别为经济因素与环境保护因素，但主要出于环境保护因素(17.40%)、单纯环境保护因素(12.63%)以及经济因素与环境保护因素二者同等重要(12.37%)(表 6-7)；不同的用水人群在节水动机上表现出巨大的差异，约有62%的低用水人群主要出于经济因素的考虑而采用节水行为，而高用水人群的节水动机主要出于环境保护因素，约有 49%的高用水人群表示他们的主要节水动机出于对当前水资源短缺与环境恶化的担忧(表 6-8)。

表 6-7　家庭节水行为的主要动机

节水动机	人数	比例/%
从来没有想过进行节水行为	65	8.38
经济因素	214	27.58
经济因素与环境保护因素，但主要出于经济因素考虑	168	21.65
经济因素与环境保护因素二者同等重要	96	12.37
环境保护因素	98	12.63
经济因素与环境保护因素，但主要出于环境保护考虑	135	17.40

表 6-8　不同用水人群主要节水动机

节水动机	低用水人群 (258 户)	中等用水人群 (365 户)	高用水人群 (153 户)	显著性 水平
从来没有想过进行节水行为	0.10	0.07	0.08	0.214
经济因素	0.44^a	0.19^b	0.20^b	0.000
经济因素与环境保护因素，但主要出于经济因素考虑	0.18	0.25	0.20	0.072
经济因素与环境保护因素二者同等重要	0.14	0.10	0.16	0.119
环境保护因素	0.08	0.12	0.22	0.078
经济因素与环境保护因素，但主要出于环境保护考虑	0.10^b	0.18^b	0.27^a	0.000

6.4.3　节水障碍

13.14%的被访者认为他们从来没有想过进行节水；在86.86%的经常开展节水行为的被访者中，仅有少量的农民(14.56%)认为他们"没有障碍，一直都在节水"；对于多数居民，当他们开展节水行为时面临多种障碍。其中，46.13%的被访者认为"节水将花费大量的时间和精力"；40.98%的被访者表示"采用节水行为将改变原有的生活规律"；"缺乏邻居、朋友以及家庭成员认可"的占到32.60%；"缺乏节水相关的技术"以及"缺乏资金的支持与激励"分别为25.90%以及24.23%(表6-9)。在高用水人群中，有55%的被访者认为"节水将花费大量的时间和精力"是其持续开展节水行为最主要的障碍，其次分别"缺乏邻居、朋友以及家庭成员认可"(39%)，以及担心"采用节水行为将改变原有的生活规律"(33%)。而对于低用水人群，认为"采用节水行为将改变原有的生活规律"(61%)是其节水的主要障碍，其次分别为"节水将花费大量的时间和精力"(43%)，以及"缺乏节水相关的技术"(33%)。这三类用水人群节水障碍在"节水将花费大量的时间和精力"、"采用节水行为将改变原有的生活规律"、"缺乏节水相关的技术"有显著性差异(表6-10)。

表 6-9　阻碍家庭生活用水节水的因素

节水行为主要障碍	人数	比例/%
没有障碍，一直都在节水	113	14.56
从来没有想过进行节水	102	13.14
节水将花费大量的时间和精力	358	46.13
采用节水行为将改变原有的生活规律	318	40.98

续表

节水行为主要障碍	人数	比例/%
缺乏邻居、朋友以及家庭成员认可	253	32.60
缺乏节水相关的技术	201	25.90
缺乏资金的支持与激励	188	24.23

表 6-10　不同用水人群下的家庭生活用水节水障碍

节水行为主要障碍	低用水人群 (258 户)	中等用水人群 (365 户)	高用水人群 (153 户)	显著性水平
没有障碍，一直都在节水	0.23^a	0.10^b	0.11^b	0.000
从来没有想过进行节水	0.14	0.13	0.11	0.646
节水将花费大量的时间和精力	0.43^b	0.45^b	0.55^a	0.045
采用节水行为将改变原有的生活规律	0.61^a	0.30^b	0.33^b	0.000
缺乏邻居、朋友以及家庭成员认可	0.25	0.35	0.39	0.072
缺乏节水相关的技术	0.33^a	0.24^b	0.18^b	0.003
缺乏资金的支持与激励	0.21	0.27	0.23	0.092

6.5　讨　　论

　　通过各国政府、世界银行(The World Bank)、WHO 和联合国儿童基金会(UNICEF)的千年发展目标，以及其他国际组织的努力，从 1990 年开始约有超过20 亿的发展中国家人群接受各种供水设施的改进(UNDP, 2012)。在渭河流域随着国家饮水安全项目的推进，供水设施得到较大的提高，许多地区已经可以采用 24h连续供水方式。然而，随着经济增长、生活水平提高以及季节性缺水与用水高峰等因素，整个供水体系仍然非常脆弱。因此，管理者往往会采用较为严格的用水限制性措施，他们从自身的角度出发多倾向于采用较为简单、易操作的间歇式用水方式，即每天仅供水几个小时，而很少从消费者的角度来思考如何实现减少家庭用水。因此，分析家庭如何开展生活用水项目，居民对水资源保护的措施、态度与动机等，对全面理解农村公共信息、制定相应的管理策略非常重要。

　　本章选取的三个样点均在渭河流域关中地区，这三个样点具有相同的气候、降雨量以及社会经济背景。人均生活用水量由 1999 年的 37.3L/d(陕西水利年鉴编纂委员会, 2000)增加到本章统计时间的 70.2L/d；对比于已经报道的世界其他国家人均生活用水量(表 6-11)，本章研究证实：未来的发展中国家农村人均生活用水量将进一步增加，室外用水消耗加剧，用水器具或电器(太阳能热水器、洗衣机、冲水厕所)的普及以及经济的进一步发展为主要原因。因此，各国政府越来越多地鼓励居民通过节约用水和改变用水行为来减少用水量(DEFRA, 2008)。

表 6-11　世界不同地区农村人均生活用水量

国家或地区	人均用水量/(L/d)	参考文献
中国农村	136	Zhou 和 Tol(2005)
中国山东农村	77	高恺等(2009)
中国渭河流域农村	70.2	本章研究
伊朗	121.7	Keshavarzi 等(2006)
孟加拉国	83.2	Al-Amin 等(2011)
尼日利亚	44.9(雨季)，26.1(旱季)	Nyong 和 Kanaroglou(2001)
巴西	25.3(家庭自有井)，9(家庭无井水)	Gazzinelli 等(1998)
印度南部	14~42	Keshavarzi 等(2006)
拉丁美洲	40	Gazzinelli 等(1998)
非洲	1~25	Gazzinelli 等(1998)
美国	371	Kenny 等(2009)
德国	122	Richter 和 Stamminger(2012)
英国	150	Shove 等(2010)
瑞士	200	SWWA(2000)
荷兰	127.5	Hegger 等(2011)
澳大利亚	157.2~335	Willis 等(2009)

　　当地最常用的节水行为分别为："仅在早晨或傍晚浇灌"菜地、"将衣服集中起来，统一手洗，并将前一环节的剩水用于清洗下一环节的衣服"、"使用洗衣机时，总是将衣服集中起来，满负荷清洗"，这三种措施受多数居民支持，因为它们最容易操作，不需要花费更多的时间、设备与技术，同时还能节约电费支出。另外，很少有居民采用"以身作则，引导孩子进行节水行为"、"种植耐旱蔬菜品种"以及"减少菜地面积"的方式进行节水，主要原因是上述方法需要更多的知识、

信息、精力与成本支出。表明当前的节水教育与宣传不仅仅要涉及那些简单、容易操作以及低成本的节水行为与措施，更应重视深层次、复杂的节水意识与行为培养。当地几乎一半的用水是在户外开展的，尤其是高用水人群；由于室外用水的随意性与非必需性，减少室外用水量通常是家庭节水的主要目标(Keshavarzi et al., 2006)。菜地浇灌与房屋和庭院清扫为室外主要的用水活动，菜地可以为家庭提供日常必需的新鲜蔬菜与水果，减少家庭生活费用支出。研究表明，家庭菜地可以减少一般家庭的30%日常生活开支(Chadha and Oluoch, 2003)。农民不愿意减少他们的菜地种植面积、减少蔬菜浇水次数以及使用耐旱的品种，其根本原因可能是经济上的考虑，这些行为是导致部分农户用水量过高的主要原因之一。对于高用水人群，更多的水用于室外消费，如种植大面积的蔬菜、频繁的菜地浇水以及房屋和庭院清扫；然而，这部分人群所采取的节水行为如"庭院清扫，避免使用软管冲地"、"洗衣灰水用于清扫庭院和冲厕所"以及"仅在早晨或傍晚浇灌"菜地等却低于中低用水人群。

传统习惯、用水器具与设备的使用将大大影响室内用水量(Renwick and Archibald, 1998；Shove et al., 2010)，在渭河流域关中农村地区，不同用水人群的室内用水量相对比较稳定，主要原因是传统的用水习惯难以改变，低的太阳能热水器使用频率、冲水厕所拥有量，以及对用水电器(洗衣机)的使用不熟悉等，这些因素被Renwick和Green(2000)和Shove等(2010)证明很大程度上影响室内用水量。大规模的人口流动是上述因素的另一原因，大量临时的和季节性的年轻人流动在发展中国家非常常见。在印度每年大约有2亿农村人群流向城市，在我国大约有1.2亿农村人群流向城市(Mendola, 2012)。因此，居住在农村的老年用户的传统习惯和教育背景也应该加以考虑。Collins等(2003)指出改变用水的态度很难，Keshavarzi等(2006)总结出，信息的缺乏和不愿改变传统习惯是节水行为的最大障碍。而人们对于用水设备和生活质量传统观点和认识态度的改变需要更多的引导。一些节约用水的习惯(洗浴方式、用水电器的使用以及引导孩子进行节水行为等)均依赖于传统观点与行为的改变。

调查表明，由于当地存在价格透明度较低以及水费与电费绑定计费问题，只有10%的家庭可以清楚地回答出他们每月的水费支出，然而大多数人出于对经济因素的考虑，即减少水费和电费的支出动机而采取节水行为。尽管大多数人不清楚他们实际每月支付的水费，但是他们对当前的水价的态度很清晰，约67%的受访者认为当前的水价是可接受的，而33%的人认为目前水定价过高(图6-5)。只有少量受访者表明，他们的节水行为纯粹出于对环境保护的角度。同时，低用水人群节水的动机主要是出于经济上的考虑，而高用水人群则更多地出于对环境问题的关心。因此，基层节水教育和宣传措施需关注与强调对居民环境保护意识的培养，构建节水行为与环境保护、社会发展之间的内在联系，同时采用水电费单独

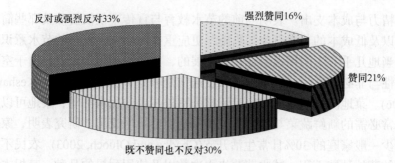

图 6-5　居民对当前水价过高的认识

计费、将价格透明作为公共政策的一部分，以确保农户知道通过节约用水他们减少了多少水量与水费的支出。

同时，三种水消费群体在节水障碍上有较大不同。高用水人群通常由于时尚的生活和大面积的菜地而需要大量室外用水，他们大多数拥有良好的教育背景；经济约束和节水知识的缺乏并不是其开展节水行为的主要障碍。然而，缺乏社会支持(即邻居、朋友、家庭成员的支持以及对他人节水的不信任等)和不愿投入更多的时间和体力去节约用水是他们真正的障碍。对于低用水人群，由于大量年轻人的外出务工，其户主平均年龄为 52.4 岁，他们通常受教育程度较低，与Keshavarzi 等(2006)的研究类似，知识与信息的缺乏和不愿改变传统习惯是他们进行节水的主要障碍。因此，社区教育和促进方法应充分考虑这些因素的差异性，针对不同的群体进一步强化节约用水对个人、环境和社会发展的好处。此外，水价作为公共政策的一部分应该更透明，确保居民认识到当他们节约用水时水费会降低。

6.6　小　　结

开展居民节水行为是各发展中国家政府应对水资源短缺和减少水资源浪费最常见、最有效的措施。通过对我国渭河流域关中农村地区的村庄家庭用水分析，得出如下结论：

(1) 在 24h 供水村庄，人均生活用水量为 70.2L/d，不同用水人群在用水行为与方式、用水器具使用等方面有显著的差异；预计在未来随着太阳能热水器、冲水厕所的普及以及洗衣机的充分利用，人均生活用水量将会大幅度增加。

(2) 当地居民倾向于使用最方便、易操作和成本低的节水行为；出于经济的考虑是当地居民节水的主要动机。

(3) 不同用水人群的节水动机表现出差异，低用水人群主要出于经济因素的考虑，而高用水人群的节水动机主要出于环境保护的考虑。

　(4) 在节水障碍方面，额外的时间和精力的需求、不愿意改变生活方式以及缺乏社会和信息技术支持是节水行为开展的主要障碍。对于高用水人群，担心节水行为消耗大量的时间和精力为最主要的原因；对于低用水人群，不愿意改变其目前用水习惯、生活方式是其节水行为的主要障碍。

第 7 章　居民用水感知与节水行为

　　水是生命之本,极大地影响着公众的健康和居民生活水平的提高。然而,目前水资源分布极不均衡。目前,全球约 12 亿人口生活在缺水区域,其中有 16 亿人口面临着经济缺水。为此,世界卫生组织、联合国儿童基金会、各级政府以及企业为了保障居民的用水安全付出了巨大的努力。自从 1990 年来,逾 20 亿发展中国家的农村人口供水问题得到了改善,全世界获得改善供水的人口比例由 1990 年的 77%上升到 2010 年的 89%。该比例在 2015 年增加到 92%,圆满地实现了联合国千年发展计划,即在 2015 年全球获得不安全饮水的人口数量减少为 1990 年的一半。与此同时,由于农村供水条件的大幅改善、居民生活水平的提高、用水器具(洗衣机、太阳能热水器等)大范围推广使用,农村人均生活用水量急剧增加。据估计,发展中国家的农村地区人均生活用水量将会增加一倍。可以预见的是,尽管农村地区供水条件得到了较大的改善,未来在发展中国家的农村地区的饮水安全与缺水问题将持续存在。

　　世界银行的调查表明,预计到 2020 年底,印度主要城市将出现水资源供应枯竭问题,我国 662 个城市将有一半面临着供给不足、110 个城市出现严重缺水现象。当前各国政府均大力推行用水限制措施和节水对策,来减少用水需求以求缓解用水危机。由前述章节可知,尽管间歇式供水方式因其带来卫生风险而饱受争议,但仍然被广泛使用。因此,各级政府和国内外相关组织转向于努力提高公众的水资源保护、节水意识,促进节水行为来减少居民用水需求。

　　在澳大利亚墨尔本的一项研究表明,通过公众教育、公众意识提高,可实现将墨尔本的居民人均用水量减少 57%。Abdul-Razzak 和 Ali-Khan (1990)研究表明,由于居民节水意识的提高,西班牙的萨拉戈萨市民人均每日生活用水量减少了18%(约 17L);同样由于人们对水资源保护意识的提高,加利福尼亚市居民的人均生活用水量减少了 20%以上。Dolnicar 等(2012)研究认为居民的节水行为由一系列因素主导,这些因素包括环境态度、节水意识、人口统计变量(包括性别、年龄、受教育程度等)和用水信息的透明度。其中居民用水信息的透明度是最主要的因素。通过增强居民对自身日常用水行为的认识,将会有助于促进居民日常生活中的节水行为。研究表明,居民对自身的实际用水量不了解,他们往往会低估自身的日常生活用水量。然而,目前研究缺乏将这种对自身用水的低估(错误估计)与其实际用水量、人口特征、节水意识之间关系的揭示。

因此，本章主要目标如下：①确定在家庭日常生活中，哪一部分用水量将会被低估；②分析居民对自身用水量的感知(高估、准确估计和低估)与其实际用水量、人口特征、社会经济因素、节水意识、节水行为之间的内在关系。通过上述分析来实现了解、揭示我国渭河流域农村地区居民节水状况，并为农村地区节水政策的制定提供参考。

7.1　资料收集与数据处理

7.1.1　资料收集

研究地点位于渭河流域中部的关中平原。关中平原是渭河流域的经济中心，渭河流域拥有陕西省 64%的人口、56%的耕地以及 65%的生产总值(2011 年)。样本调查：A-渭南 209 户、B-杨凌-武功 334 户以及 C-宝鸡 233 户(表 6-1)。调查采用直接观察法，即用水日记，同时从每个村庄中随机选择 35~50 个用户进行平行的问卷调查，整个调查时期是 2011 年 5~11 月。调查者需完全自愿参与调查，并以日记的形式记录三天的用水情况。完成调查后每个参与者将获得 10 元左右的日常家居用品礼物(毛巾、肥皂、洗发水)。用水日记主要用来获得家庭生活用水的所有细节信息。对于某些用户的某类用水项目的数据不完备(缺失值)，将不在分析之列，例如，在用水日记记录的三天中，洗澡用水活动有时候没有发生，该类数据将在分析中被剔除。因此，在分析每个具体的用水活动时，其样本大小将有所不同。

主要调查信息如下：

(1) 问卷调查中获得的信息包括居民社会经济状况(年龄、性别、受教育程度和收入)、居民的节水意识(表 7-1)、家庭用水结构、居民用水活动和节水行为。

(2) 用水日记中主要获得信息为居民用水活动与用水行为。

表 7-1　节水意识指标问卷设置

编号	问题设置
Q1	我们的社会正面临着严重水资源短缺和污染的问题
Q2	节约用水、避免水资源短缺是非常重要的
Q3	人们都不应该浪费水资源
Q4	如果每个家庭都节约用水，那么社会就将发生很大的改变
Q5	节约用水是公民文明和有教养的象征
Q6	节约用水是道德上的一种义务
Q7	我的朋友和邻居一直都节约用水
Q8	我一直定期检查水费账单

7.1.2　数据处理

目前国际上主要采取在家庭安装智能水表(smart metering)来测量家庭各项用水活动的实际用水量。智能水表能够在用户终端层面(如洗浴、水龙头、冲水马桶等)提供非常精确的用水信息和用水量。但是由于现实技术和经济局限性,在我国农村地区安装智能水表来监测家庭实际用水信息是不现实的,因此本章采用用水日记的方法来代替智能水表实现对家庭用水细节信息数据的收集。在行为学研究方法中,目前常用"回忆"的方式来获取数据,该方法获得的信息准确性相对较低,相对于该方法,日记记录方法已证实是一种可以获得更为精确和有效数据收集技术的方法,被广泛应用在个人行为(如用水行为、药物使用、营养摄入和饮酒行为)的观测中。Wutich(2009)比较了三种用于收集居民生活用水数据的方法(用水日记法、提示回忆法、自由回忆法)。结果表明,相对于其他两种方法,通过用水日记获得居民的用水信息最为准确。本章通过家庭用水日记获得的用水数据被认为是实际用水量,而通过问卷调查所获得的用水数据为感知用水量。

首先将所有的数据利用 SPSS15.0 软件进行编码和分析,获得每个用水信息的均值±标准差;然后将实际用水量和居民感知用水量(即饮水与个人卫生用水、洗浴用水、厨房用水、洗衣用水、菜地浇灌用水、房屋和庭院清扫用水等)进行比较。根据比较结果,将用水人群分为三类(即高估自身用水量人群、准确估计自身用水量人群和低估自身用水量人群);最后采用单因素方差分析并结合图基事后检验法检验对上述三类人群的节水意识、节水行为进行比较,其中 $p < 0.05$ 被认为差异显著。

7.2　研究结果与分析

7.2.1　居民用水感知群体设置

调查表明,居民对其洗衣用水量有着良好的感知,然而往往会低估其菜地浇灌用水、房屋和庭院清扫用水以及厨房用水活动的用水量。同时分析结果表明,居民对其洗浴用水、饮用与个人卫生用水有着轻度的高估(图 7-1)。根据居民对其用水的感知和其实际用水量,可将居民分为三类人群:高估自身用水量人群(对自身用水量的感知超过其实际用水量的 30%)、准确估计自身用水量人群(对自身用水量的感知为其实际用水量的 70%~130%)、低估自身用水量人群(对自身用水量的感知低于其实际用水量的 70%)(图 7-2)。图 7-2 中,线以上的 A 区域为高估自身用水量人群,而线下的 B 区域为低估自身用水量人群;虚线区域代表准确估计自身用水量人群。结果显示,只有 30%的居民能够较为准确地估计出他们的实际用水量,而有约 70%的居民不能对其实际用水量做出较为准确的估计(其中低估自身用水量人群和高估自身用水量人群分别占 45%和 25%)。女性和老年人通常能够较为准确地估计出他们的实际用水量,而男性和年轻人群往往会低估他们的实际用水量。相对于受教育程度低的人群,高收入水平、受教育程度高人群同样也往往低估了他们的实际用水量(表 7-2)。

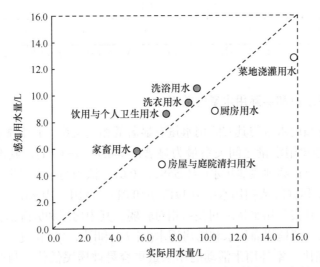

图 7-1　居民对自身用水活动的感知用水量与其实际用水量

因 95%的置信区间误差线太低,在图中没有标出。点位于对角虚线处意味着对自身用水能精确的感知。同时,由于有些用水活动(洗浴)并不总是发生、记录在用水日记里,因此本图只包含在用水日记中的样本

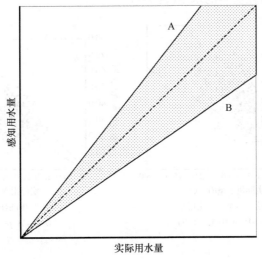

图 7-2　高估自身用水量人群、准确估计自身用水量人群和低估自身用水量人群的划分

表 7-2　对自身用水量不同感知人群社会经济特征(均值)

社会经济特征	高估自身用水量人群	准确估计自身用水量人群	低估自身用水量人群	显著性水平
性别	1.5^a	1.7^a	1.2^b	0.004
年龄/岁	50^a	46^a	37^b	0.000
受教育程度/年	7.2^b	6.4^b	10.5^a	0.000
人均年收入/元	3850^b	3680^b	5140^a	0.000

注：性别一栏，男 = 1，女 = 2；每行上标不同字母表示差异性显著($p<0.05$)，图基事后检验为 $a>b>c$，下同。

7.2.2　感知用水量和实际用水量的关系

居民的感知用水量与其实际用水量有显著的相关关系。其中洗衣活动的实际用水量与其感知用水量之间关系最为显著($r=0.838$，$p<0.01$)，其次为洗浴用水($r=0.666$，$p<0.01$)、菜地浇灌用水($r=0.558$，$p<0.01$)、饮用与个人卫生用水($r=0.516$，$p<0.01$)，房屋和庭院清扫用水($r=0.391$，$p<0.01$)以及厨房用水($r=0.431$，$p<0.01$)感知用水量与其实际用水量之间关系相对较弱。其中房屋和庭院清扫用水最容易被低估，其次为菜地浇灌用水和厨房用水(图 7-1 和图 7-3)。由此可以看出，与室内用水活动相比，室外用水活动的用水量更容易被居民低估。与此同时，这三类人群之间的实际用水量也存在显著差异，在厨房用水、菜地浇灌用水、房屋和庭院清扫用水等方面,低估自身用水量人群比高估自身用水量人群和准确估计自身用水量人群消耗更多的水量(表 7-3)。

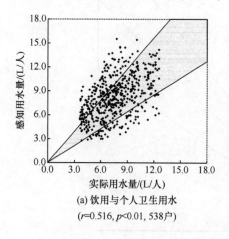

(a) 饮用与个人卫生用水
($r=0.516$, $p<0.01$, 538户)

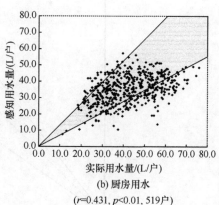

(b) 厨房用水
($r=0.431$, $p<0.01$, 519户)

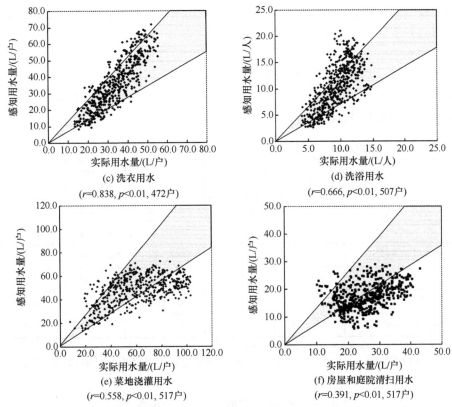

(c) 洗衣用水
($r=0.838$, $p<0.01$, 472户)

(d) 洗浴用水
($r=0.666$, $p<0.01$, 507户)

(e) 菜地浇灌用水
($r=0.558$, $p<0.01$, 517户)

(f) 房屋和庭院清扫用水
($r=0.391$, $p<0.01$, 517户)

图 7-3　不同用水方式中感知用水量与实际用水量之间关系
散点位于灰色区域的左侧、内部以及右侧分别代表对其高估、准确估计与低估自身用水量

表 7-3　不同感知人群间的用水量

用水模式	高估自身用水量人群	准确估计自身用水量人群	低估自身用水量人群	样本量
饮用与个人卫生用水/(L/人)	6.5 ± 1.9^b	8.5 ± 2.2^a	8.3 ± 2.3^a	538
厨房用水/(L/户)	27.5 ± 5.0^c	39.3 ± 10.6^b	50.9 ± 12.1^a	519
洗衣用水/(L/户)	34.6 ± 10.3^a	32.2 ± 9.3^a	28.4 ± 6.8^a	472
洗浴用水/(L/人)	9.5 ± 1.9^a	9.2 ± 2.5^a	8.8 ± 2.4^a	507
菜地浇灌用水/(L/户)	31.8 ± 8.6^c	52.9 ± 16.8^b	81.7 ± 16.1^a	517
房屋和庭院清扫用水/(L/户)	13.5 ± 2.3^c	22.3 ± 5.8^b	28.2 ± 6.3^a	517

7.2.3　不同用水感知人群节水意识与节水行为

研究表明,当地居民表现出良好的节水意识(均值 3.93~3.96);Cronbach α 值为 0.883(472 户)~0.901(538 户)。能准确估计自身用水量的人群比其他两类人群

表现出较高的节水意识和节水行为；高估自身用水量人群和低估自身用水量人群在节水意识上的差异不显著(表 7-4)。在居民的节水行为上，低估自身用水量人群在日常用水活动中所采取的节水行为显著低于高估自身用水量人群和准确估计自身用水量人群，尤其在菜地浇灌用水活动，厨房用水活动，洗浴、房屋和庭院清扫用水活动方面上。同时，高估自身用水量人群和准确估计自身用水量人群的实际节水行为差异不显著(表 7-5)。

表 7-4　不同感知群体间的节水意识(均值±标准差)

用水模式	均值	高估自身用水量人群	准确估计自身用水量人群	低估自身用水量人群	显著性水平
饮用与个人卫生用水(n=538)	3.96 ± 1.42	4.11 ± 1.56	3.89 ± 1.36	3.96 ± 1.27	0.241
洗浴用水(n=507)	3.95 ± 1.43	4.03 ± 1.46	3.93 ±1.42	3.86 ±1.41	0.663
洗衣用水(n=472)	3.93 ± 1.43	3.89 ± 1.38	3.98 ± 1.44	3.67 ±1.46	0.349
厨房用水(n=519)	3.95 ± 1.43	3.71 ± 1.60[b]	4.11 ±1.35[a]	3.70 ±1.50[b]	0.007
房屋和庭院清扫用水(n=517)	3.95 ± 1.43	3.24 ± 1.68[b]	4.22 ± 1.28[a]	3.70 ±1.49[b]	0.000
菜地浇灌用水(n=517)	3.95 ± 1.43	3.11 ± 0.94[b]	4.53 ± 0.94[a]	3.68 ±1.52[b]	0.000

注：每一行不同的字母表示差异显著(p<0.05)，a>b；表中 Cronbach α 从 0.883(n=472)到 0.901(n=538)，n 为样本量；一直使用/强烈赞同=5，经常使用/赞同=4，偶尔使用/不清楚=3，很少使用/不太赞同=2，从来没有/不赞同=1，下同。

表 7-5　不同感知群体间的节水行为(均值±标准差)

	节水行为	高估自身用水量人群	准确估计自身用水量人群	低估自身用水量人群	显著性水平	样本量
饮用与个人卫生用水	在洗漱、刷牙过程中关水龙头	4.04 ± 1.20	3.96 ± 1.27	4.15 ± 1.50	0.484	538
洗浴用水	洗浴过程中，间断防水沐浴	3.92 ± 0.96[a]	3.79 ± 1.41[a]	2.98 ±0.98[b]	000	507
	缩短洗浴时间	2.72 ± 1.25	2.67 ± 1.21	2.70 ± 1.34	0.965	
洗衣用水	使用洗衣机时，总是将衣服集中起来，满负荷清洗	4.33 ± 1.34	4.20 ± 0.10	4.42 ± 0.82	0.308	472
	将脏衣服集中起来，统一手洗，并将前一环节的剩水清洗下一环节的衣服	4.43 ± 1.19	4.31 ± 1.04	4.58 ± 1.05	0.194	
厨房用水	在清洗水果、蔬菜时，放在盆里集中清洗，避免直接在水龙头下清洗	3.85 ± 1.11[a]	3.68 ± 1.59[a]	3.29 ± 1.08[b]	0.000	519
	将碗碟集中起来一起在盆中清洗	3.92 ± 1.31	3.96 ± 1.31	4.13 ± 1.51	0.587	
	炊具、食具上的油污，先擦除再洗涤	3.65 ± 1.16[a]	3.82 ± 1.51[a]	3.18 ± 1.28[b]	000	
房屋和庭院清扫用水	庭院清扫，避免使用软管冲地	4.58 ± 0.50[a]	4.51 ± 0.86[a]	3.08 ± 1.29[b]	000	517
	经常扫地，尽可能减少拖地次数	2.84 ± 1.16	3.28 ± 1.37	3.07 ± 1.28	0.19	
	洗衣灰水用于清扫庭院和冲厕所	4.49 ± 0.86[a]	4.38 ± 1.08[a]	4.12 ± 1.14[b]	0.001	

续表

节水行为		高估自身用水量人群	准确估计自身用水量人群	低估自身用水量人群	显著性	样本量
菜地浇灌用水	仅在早晨或傍晚浇灌	4.76 ± 0.64^a	4.82 ± 0.47^a	4.11 ± 1.13^b	000	517
	减少浇地次数	3.49 ± 1.29^a	3.24 ± 1.34^a	2.29 ± 1.43^b	000	

7.3　讨　论

大量研究证实，居民的水资源保护观念与其实际用水行为之间存在密切的联系；然而，也有一些研究表明，拥有积极环境保护态度的居民并不总是有着相应的积极行为，这些发现表明居民节水态度与其实际节水行为之间有着很大的差距。造成这种差距的主要原因有居民用水习惯、水价、节水行为、节水意识和对公众的信任等。Corral-Verdugo 等(2002)强调了公众对其自身用水感知的重要性，因为这种感知有利于居民对其自身用水行为的塑造与节水意识的形成及内化。换而言之，如果居民对其自身用水存在错误的感知与认识，即使采用广泛的宣传、公众教育以及推广节水器具等措施来实现节水目标，最终也很难成功。

本章研究表明，尽管家庭每天都重复着相同的用水活动，但是居民在用水活动中，对用水量的感知模糊。我们的研究证实了居民对自身用水的感知和其实际用水之间存在着很大的差距。家庭用水包括室内用水(饮用与个人卫生用水、厨房用水和洗衣用水)和室外用水(菜地浇灌用水、家畜用水、房屋和庭院清扫用水)。研究显示，居民对其不同的用水活动有着不同的感知：往往高估室内用水活动用水量，容易低估室外用水活动用水量。室内用水活动频繁导致居民普遍高估他们的室内用水活动用水量，而室外用水活动(菜地浇灌、房屋和庭院清扫)具有很大的随意性和自由性，使得居民往往忽视室外用水活动用水量。厨房用水主要包括清洗食物、烹制食物以及清洗餐具等一系列活动，由于厨房的用水活动是上述活动的集合，在对厨房用水量的感知中，往往会忽视(遗漏)部分厨房用水活动，致使居民会低估厨房用水量。此外，在发展中国家的农村地区，由于男性很少参与厨房活动，所以男性群体也很容易低估家庭的厨房用水量。调查表明，居民对其洗衣用水量感知准确，因为在洗衣用水活动中，其用水量容易通过有规则的容器去感知。

Hassell 和 Cary(2007)指出，居民节水行为与节水态度主要依赖于居民对水资源及其自身用水的感知。对准确估计自身用水量人群，其节水意识往往高于其他两类人群(高估自身用水量人群和低估自身用水量人群)。此外，澳大利亚水资源协会指出，大多数家庭往往会低估其实际用水量，而这是造成水资源浪费的主要因素之一。本章研究表明，低估自身用水量人群很少采取节水行为，因此该类人群对生活用水的消耗量往往要高于高估自身用水量人群和准确估计人群。在渭河流域农村地区，居民对其自身用水量的感知对其实际用水量、节水意识和节水行为均有很大影响。在不同性别、年龄、受教育程度和收入的群体中，他们对自身用水的感知与其实际用水量差异显著。相对于男性和年轻群体，女性和老年人群更容易高估自身的用水量；因为在农村地区女性和老年居民承担着更多的家庭用水活动。高收入和受教育程度高的居民更容易低估自身的用水量，该类人群通常拥有较多用水器具(洗衣机、太阳能热水器)以及相对较多的室外用水活动，如房屋和庭院清扫、菜地浇灌，因而较其他类型人群消耗更多的生活用水。与此同时，该类人群往往不太关心自己的水费，从而间接导致了水资源的浪费和对自身用水量的低估。室外用水量几乎是总用水量的一半，而居民往往不重视减少该类用水消耗，从客观上也增加了居民的生活用水量，特别是对于高用水人群。因此，提高当地居民的节水行为与节水的政策中，要确保用水者能够清晰地了解自身的用水量与用水活动，尤其是那些高收入和受教育程度高的人群。本章研究表明，居民对其自身用水信息的了解是影响用水行为的关键因素，家庭生活用水的减少与节水行为的增加可以通过以下措施来实现：①让居民更加清晰地了解其家庭用水活动与用水量；②让供水部门能清楚地了解当地居民对其用水的感知和实际的用水信息。因此，水价、水费透明和水费改革是一种行之有效的方法，因为该类措施有助于提高居民对自身用水活动和用水信息的知情度，从而使人们更加易于改变自身的用水行为来实现节约用水。我国农村节水政策应包括以下内容：①安装水表并且改变现有的定额计价模式为体积计价模式；②通过每月或每天的水费账单来提高居民对水费和用水量的知情度；③将目前的水费账单改为用水量体积账单，从而使居民知道每日的实际用水量及其变化；④建立一个有效的价格激励机制，帮助居民正确地认识其用水量与用水行为，促进居民节约用水。

7.4 小　结

准确地感知自身用水量和用水活动是影响农村居民用水与节水行为的关键因素。大多数居民对其自身用水量和用水行为存在的错误感知，致使了家庭用水的浪费。居民往往会低估他们的室外用水活动用水量，高估其室内用水活动的用水量。女性和老年人群表现出较高的节水观念，而受教育程度高和高收入人群往往会低估其自身的用水量。能够准确地估计出自身用水量的居民都有着良好的节水意识。

第8章　居民节水意识与节水行为

当前，可供给的水资源逐年减少和与之相对应的用水需求逐年增加是困扰各国政府的主要难题。如何合理使用有限的水资源、提高居民节水意识、开展节水行为、减少水资源的需求量在未来水资源管理中将越来越受到重视(Kenney et al., 2008)。而上述目标的实现，依赖于对当前家庭节水行为、节水动机与障碍的深刻理解，还需要进一步从节水态度、节水心理的角度来分析节水行为与节水意识之间的内在联系(Corral-Verdugo et al., 2002；Gregory and Leo, 2003)。

在关中地区，随着国家农村饮用水政策的逐步推进，多数地区已经实现了集中式供水，然而随着居民生活水平提高、用水需求的逐步增加，部分农村供水系统预定的供水额度已经不能满足家庭用水需求，尤其在夏季用水高峰期面临着严重供水短缺。上述矛盾的解决依赖于两种途径，即扩大水资源供给和减少用水需求。由于扩大水资源供给受经济、环境保护以及水资源总量的制约，越来越多的管理者从减少居民用水需求的角度来寻求解决途径(Alitchkov and Kostova, 1996)。

从供给者角度出发，间歇式(限制性)供给方式成为管理部门减少居民用水、解决用水矛盾最直接、最主要的一种方式。然而，前面章节研究表明，限制性供给方式会带来种种弊端(储存水引起的用水卫生风险、成本增加，间歇式供给导致水管腐蚀以及因供给时间短暂而引起用水恐慌等)。

从消费者角度出发，通过一系列节水手段和措施来鼓励家庭在日常生活中合理用水、减少浪费已成为当前国内外最常用、最有效的手段(Clark and Wang, 2003)。当消费者拥有一定水资源保护观念时(如承担责任、信任、环境价值等)，其在实际用水行为中往往会表现出一定的节水行为。当人们意识到水是稀缺的，以及当他们察觉到其他消费者也在节水时(人际间的信任)，这种节水的效果将会更明显(Corral-Verdugo et al., 2002)。Campbell 等(2004)在研究节水器具对家庭用水的影响时，发现缺乏对家庭用水的社会与心理层面的分析，是导致部分节水器具在实际中节水效果不佳的原因。例如，在卫生间内安装低流量莲蓬头后，虽减少了洗浴流量，却引起了洗浴搓背行为，增加沐浴时间反而不利于家庭节水，进一步证实了居民用水心理因素的重要性。

因此，农村生活节水行为研究需要明确影响节水行为的主导因素，这样才有助于水资源管理部门更好地了解当地居民的节水心理，制订合理的节水计划，从而引导、减少居民生活用水需求。

8.1 资料收集与数据处理

8.1.1 因素选择

在计划行为理论(TPB)模型中,个体行为由行为态度、社会准则以及知觉行为控制三者决定(Bagozzi et al., 2001)。因此,居民节水行为可以由居民的节水/环境保护态度、节水社会准则以及个人节水预期与控制所影响(图 8-1)。

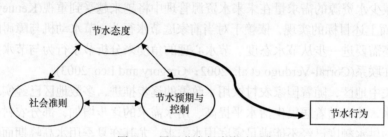

图 8-1 居民节水行为影响因素

为此参照国内外相关文献并结合渭河流域农村地区面临的环境现状(Fan et al., 2013),本章拟定了 4 个要素,即节水态度(EC)、结果预期(RP)、行为控制(BC)以及社会准则(CSR),共 14 个观测指标来衡量居民进行节水行为的心理。其中节水态度(EC)反映了居民对节水与环境保护态度的相关信息,共 6 个条目,主要为环境保护意识(Q1)、环境问题关注(Q2)、人类与环境的关系(Q3)、水资源价值(Q4)、节水与环境的关系(Q5)、节水与个人的关系(Q6)。结果预期(RP)为居民对节水结果收益感知的相关信息,由 4 个条目组成,即节水与增加供给(Q7)、节水与水短缺(Q8)、节水与水费(Q9)、节水与社会环境(Q10)。行为控制(BC)反映了个人对自身节水行为控制能力的感知,由节水与个人生活(Q11)和家庭节水感知(Q12)两个条目组成。社会准则(CSR)反映了公众对社会节水环境的预期,主要由公众节水预期(Q13)和机构节水预期(Q14)组成(表 8-1)。

表 8-1 家庭节水态度、动机以及感知问卷设置问题

因素	编号	指标	问题	参考文献
节水态度(EC)	Q1	环境保护意识	自然环境很重要,而且容易受到破坏	Corral-Verdugo 等(2002)
	Q2	环境问题关注	近年来自然灾害发生越来越严重	Young(1996)
	Q3	人类与环境的关系	人类有权改造自然,来满足日常需求	Bagozzi 等(2001)
	Q4	水资源价值	水是一种非常重要的自然资源	Shove 等(2010)
	Q5	节水与环境的关系	减少用水是保护环境的一种方法	Hines 等(1986) Leviston 等(2005)
	Q6	节水与个人的关系	节约用水是文明和有教养的象征	Victorian Government(2004)

续表

因素	编号	指标	问题	参考文献
结果预期(RP)	Q7	节水与增加供给	除了增加水资源供给以外，采用家庭节水来解决供水危机更为重要	Beedell 和 Rehman(1999)
	Q8	节水与水短缺	家庭节水可以解决目前供水短缺现状	Syme 等(2004)
	Q9	节水与水费	节约用水会显著减少家庭水费支出	Corral-Verdugo 等(2002)
	Q10	节水与社会环境	节约用水会给社会环境带来显著变化	Beedell 和 Rehman(1999)
行为控制(BC)	Q11	节水与个人生活	节约用水不会给我的日常生活带来不便	Corral-Verdugo 等(2002)
	Q12	家庭节水感知	就我的家庭而言，可通过节水行为来减少用水	Jorgensen 等(2009)
社会准则(CSR)	Q13	公众节水预期	我认为我的邻居、朋友和家庭成员大家都在节约用水	Lee(1981) Lee 和 Warren(1981)
	Q14	机构节水预期	目前整个社会都在采取积极的措施进行节水宣传与节水尝试	Lee(1981) Lee 和 Warren(1981)

注：强烈赞同=5，赞同=4，不清楚=3，不太赞同=2，不赞同=1，下同。

居民的节水行为观测指标选自于第 6 章表 6-5 中的 11 项当地居民使用最为普遍的节水行为(表 8-2)。

表 8-2　11 项居民使用最为普遍节水行为

类别	编号	节水行为	均值	标准差
饮用与个人卫生用水	WCP1	在洗漱、刷牙过程中关水龙头	4.09	1.19
	WCP2	洗浴过程中，间断放水沐浴	3.93	1.24
洗衣用水	WCP3	使用洗衣机时，总是将衣服集中起来，满负荷清洗	4.25	1.12
	WCP4	将脏衣服集中起来，统一手洗，并将前一环节的剩水用于清洗下一环节的衣服	4.34	0.94
厨房用水	WCP5	在清洗水果、蔬菜时，放在盆里集中清洗，避免直接在水龙头下清洗	3.57	1.52
	WCP6	将碗碟集中起来一起在盆中清洗	3.94	1.35
	WCP7	炊具、食具上的油污，先擦除再洗涤	3.64	1.49
房屋和庭院清扫用水	WCP8	庭院清扫时，避免使用软管冲地	3.87	1.38
	WCP9	洗衣灰水用于清扫庭院和冲厕所	4.18	1.13
	WCP10	仅在早晨或傍晚浇灌	4.61	0.82
日常规范	WCP11	看管孩子不要玩水	3.55	1.34

8.1.2 资料收集

所有问卷均在渭河流域关中地区开展：A-渭南、B-杨凌-武功以及 C-宝鸡。供水方式均为集中式供水方式，供水时间为 24h/d 连续式供水，涉及农户 776 户(3298 人)；其中 A-渭南 209 户、B-杨凌-武功 334 户以及 C-宝鸡 233 户(表 6-1)。问卷安排、调查方法详见第 6 章的调查设计与资料收集。问卷设置均采用 Likert-5 级量表进行测度，即从强烈支持(赞同)=5 到非常不支持(不赞同)=1，总样本量为 776。

8.1.3 数据处理

研究采用结构方程模型(SEM)进行分析，结构方程是将因子分析与路径分析综合为一体的统计分析方法。在问卷调查中，通过问题的设置所获取的信息通常为观测变量；而实际研究中往往遇到众多无法直接观测的变量如居民节水态度、节水预期等，这些变量需要用一系列具体的观测变量来综合体现，此类变量为潜变量。结构方程可有效地分析观测变量与潜变量以及潜变量与潜变量之间的关系，如式(8-1)~式(8-3)所示，其中式(8-1)和式(8-2)为观测方程，用于表示观测变量与潜变量之间的关系；式(8-3)为结构方程，描述潜变量间的关系：

$$X = \wedge x \xi + \delta \tag{8-1}$$

$$Y = \wedge y \eta + \varepsilon \tag{8-2}$$

$$\eta = B\eta + \Gamma \xi + \xi \tag{8-3}$$

其中，X、Y 分别为外生、内生观测变量向量；ξ 与 η 分别为外生、内生潜变量向量；$\wedge x$、$\wedge y$ 分别为外生、内生观测变量与各自潜变量之间的关系；B 和 Γ 为路径系数；δ 和 ε 分别为外生、内生观测变量残差项向量(李奇睿等，2012)。由于结构方程对上述变量的描述具有巨大优势，因此被广泛地应用在行为学、社会学以及心理学等领域(宋扬和马钦海，2012)。本章研究采用 SPSS15.0 和 AMOS7.0 软件进行数据分析。

在计划行为理论中，个体行为、行为态度、社会准则与知觉行为控制之间，前一个变量不仅对其后面变量产生影响，并进一步影响着更为后面的变量。因此，依托 SPSS 软件中的结构方程分析模块(AMOS)，可构建基于计划行为理论的居民行为结构方程模型，如图 8-2 所示。

图 8-2 中，ξ 与 η 分别为外生、内生潜变量；$X_1 \sim X_n$ 和 $Y_1 \sim Y_n$ 分别为外生、内生潜变量的显变量；K 为外生变量间的路径系数；r 为外生潜变量与内生潜变量之间的路径系数；$\delta_1 \sim \delta_n$ 和 $\varepsilon_1 \sim \varepsilon_n$ 分别为外生、内生显变量的残差；λ 为显变量的载荷系数。

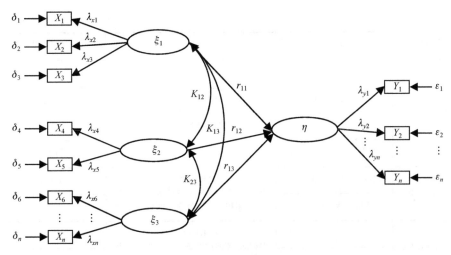

图 8-2　基于计划行为理论的结构模型

8.2　模 型 构 建

8.2.1　探索性因子分析

探索性因子分析的目的是从一系列众多、复杂的变量中，找出这些变量之间的共同属性，以此构建合理的模型分析框架。对家庭节水态度、社会准则等 4 个要素共 14 个指标的调查数据进行 KMO(Kaiser-Meyer-Olkin)和 Bartlett 球形检验分析。结果表明，KMO 为 0.816~0.873，值大于 0.7；同时 Bartlett 球形检验显著性水平($p<0.001$)，均表明变量间的相关性较强，适合进行因子分析(毛小岗等，2013)(表 8-3)。通过因子分析可知，4 个要素内的指标收敛，各只有 1 个公因子。同时累积方差解释率反映了公因子对问卷指标信息的有效累积程度，因子载荷反映了指标与公因子的相关度，二者大于 50%表示可接受。由表 8-3 可知，累积方差解释率为 81.23%~90.12%、各指标因子载荷为 0.729~0.934，均大于 0.5(马春野等，2011)，表明指标与公因子直接相关高，问卷设置达到要求。

表 8-3　居民节水意识问卷因子探索分析

因素	指标	效度	因子载荷
节水态度(EC)	环境保护意识 Q1	KMO = 0.864 Bartlett 球形检验显著性水平= 0.000 累积方差解释率= 87.01%	0.892
	环境问题关注 Q2		0.847
	人类与环境的关系 Q3		0.729
	水资源价值 Q4		0.904
	节水与环境的关系 Q5		0.862
	节水与个人的关系 Q6		0.887

因素	指标	效度	因子载荷
结果预期(RP)	节水与增加供给 Q7	KMO = 0.850 Bartlett 球形检验显著性水平= 0.000 累积方差解释率= 84.23%	0.893
	节水与水短缺 Q8		0.766
	节水与水费 Q9		0.934
	节水与社会环境 Q10		0.794
行为控制(BC)	节水与个人生活 Q11	KMO = 0.873 Bartlett 球形检验显著性水平= 0.000 累积方差解释率= 90.12%	0.917
	家庭节水感知 Q12		0.884
社会准则(CSR)	公众节水预期 Q13	KMO = 0.816 Bartlett 球形检验显著性水平= 0.000 累积方差解释率= 81.23%	0.753
	机构节水预期 Q14		0.908

8.2.2 信度检验

在完成探索性因子分析之后，还需要分析问卷内部问题设置目标之间的一致性，即问卷中各组内所设置的若干问题是否测定的是同一特征或者同一个要素。问卷的信度检验可采用 Cronbach α 系数表示：

$$\alpha = \frac{K}{K-1}\left(1 - \frac{\sum\limits_{i=1}^{K}\sigma_{Y_i}^2}{\sigma_X^2}\right) \tag{8-4}$$

其中，K 为样本总数，$\sigma_{Y_i}^2$ 和 σ_X^2 分别为观测样本方差和总样本方差。

Cronbach α 的检验标准为：$\alpha \geqslant 0.9$ 为信度非常高，$0.8 \leqslant \alpha < 0.9$ 为信度高，$0.7 \leqslant \alpha < 0.8$ 为可接受(张文彤, 2011; 张虎和田茂峰, 2007)。若 $\alpha < 0.7$，则表明问卷中的问题之间一致性较差，需要对问题进行修改。随着 Cronbach α 系数的深入讨论，部分学者认为 $0.6 \leqslant \alpha < 0.7$ 也可以勉强接受(张文彤, 2011)。本章研究对问卷中的 14 个观测自变量与应变量节水行为进行样本内部一致性检验分析，表明 4 个要素的 14 个观测量和节水行为(WP)的 Cronbach α 系数介于 0.792 和 0.962 之间，均大于 0.7(表 8-4)，表明各要素内部和节水行为的内部一致性高，问卷可信度高，结果可接受。

表 8-4　节水意识与节水行为信度分析

因子名称	观测变量	Cronbach α 系数
节水态度(EC)	Q1～Q6	0.823
结果预期(RP)	Q7～Q10	0.835
行为控制(BC)	Q10～Q12	0.962
社会准则(CSR)	Q13～Q14	0.948
节水行为(WP)	WCP1～WCP11	0.792

8.2.3　模型构建

依据问卷探索性因子分析结果，并结合计划行为理论框架，遵循系统性、科学性、合理性原则，依托农村地区用水行为现状，构建了渭河流域农村地区居民节水行为初始概念模型，如图 8-3 所示。

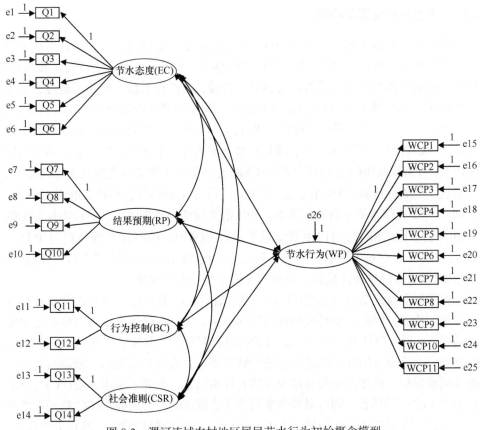

图 8-3　渭河流域农村地区居民节水行为初始概念模型

e1～e26 为观测变量和内生潜变量残差变量

　　模型包括节水态度(EC)ξ_1、结果预期(RP)ξ_2、行为控制(BC)ξ_3和社会准则(CSR)ξ_4共四个外生潜变量，节水行为(WP)η一个内生潜变量。Q1(环境保护意识)～Q14(机构节水预期)、WCP1(在洗漱、刷牙过程中关水龙头)～WCP11(看管孩子不要玩水)分别为外生、内生潜变量的观测变量，其中Q1～Q6为节水态度(EC)ξ_1的观测变量、Q7～Q10为结果预期(RP)ξ_2的观测变量、Q11和Q12为行为控制(BC)ξ_3的观测变量、Q13和Q14为社会准则(CSR)ξ_4的观测变量、WCP1～WCP11为节水行为(WP)η的观测变量。在居民节水行为概念模型中，依据前人研究的成果(Corral-Verdugo et al., 2002；Clark and Wang, 2003)，提出下列假设：①居民节水态度、结果预期、行为控制以及社会准则均对节水行为产生直接影响；②居民节水态度、结果预期、行为控制和社会准则之间互为影响。

8.3　节水意识对节水行为的影响

8.3.1　参数路径设置与检验

　　依据农户调查数据，运行 AMOS7.0 进行模型参数估计，参数估计方法为极大似然估计法,最终获得的拟合模型标准化路径系数以及各参数估计结果如图8-4所示。同时对模型的路径系数进行显著性检验，若路径系数 t 检验未通过，则需要依据拟合结果调整模型路径(添加新路径、删除或者修改原路径)，从而获得最佳模型拟合效果。路径系数 t 检验结果(表 8-5)表明：外生潜变量路径系数除了节水态度(EC)ξ_1与行为控制(BC)ξ_3路径系数不显著外，节水态度(EC)ξ_1、结果预期(RP)ξ_2、行为控制(BC)ξ_3和社会准则(CSR)ξ_4四个外生潜变量之间互为正向影响，均通过了显著性检验；其中节水态度(EC)ξ_1、行为控制(BC)ξ_3和社会准则(CSR)ξ_4之间在 0.01 置信水平下有正向影响。外生潜变量结果预期(RP)ξ_2、行为控制(BC)ξ_3和社会准则(CSR)ξ_4对内生潜变量节水行为(WP)η的路径系数分别为 0.15、0.19、0.23，也通过了显著性检验。仅节水态度(EC)ξ_1对节水行为(WP)η的路径系数(0.09)未通过显著性检验，需对当前模型路径进行调整。

　　由于原假设模型节水态度(EC)↔行为控制(BC)、节水行为(WP)两个路径参数未通过 t 检验，因此需要对模型进行局部修正，使其在确保模型拟合度满足要求的前提下，通过路径参数的 t 检验。因原假设模型潜变量(外生、内生)之间均已设置路径，无法通过增加新的潜变量进行路径修正，为此采用删除、限制路径的措施来调整模型。依据模型检验结果并结合样本信息，删除了节水态度(EC)与节水行为(WP)之间的路径，同时对外因变量节水态度(EC)与行为控制(BC)路径系数进行限制，将其设置为不相关(协方差 Covariance = 0)。调整后的模型路径更加简洁，变量之间的关系更加清晰。修正后的模型参数估计路径如图 8-5 所示，模型的路径系数均通过了显著性检验(表8-6)。

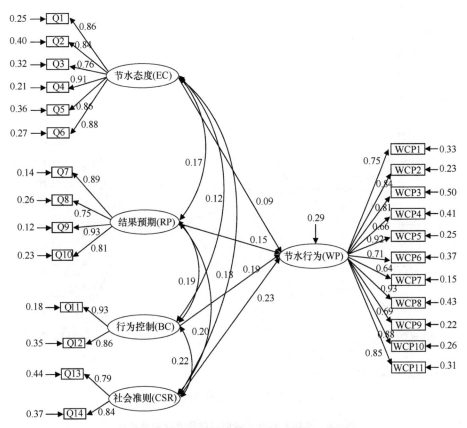

图 8-4　居民生活节水行为模型参数路径

表 8-5　结构方程模型变量标准化路径系数

潜变量关系	路径系数	C.R.	显著性水平
节水态度(EC)↔结果预期(RP)	0.17	2.138	*
结果预期(RP)↔行为控制(BC)	0.19	2.386	*
行为控制(BC)↔社会准则(CSR)	0.22	3.040	**
节水态度(EC)↔行为控制(BC)	0.12	1.703	不显著
结果预期(RP)↔社会准则(CSR)	0.20	2.552	*
节水态度(EC)↔社会准则(CSR)	0.18	2.233	*
节水态度(EC)→节水行为(WP)	0.09	0.947	不显著
结果预期(RP)→节水行为(WP)	0.15	1.986	*
行为控制(BC)→节水行为(WP)	0.19	2.386	*
社会准则(CSR)→节水行为(WP)	0.23	3.510	**

注: *和**分别表示显著性水平 $p<0.05$ 与 $p<0.01$，下同；C.R.为组合信度(composite reliability)。

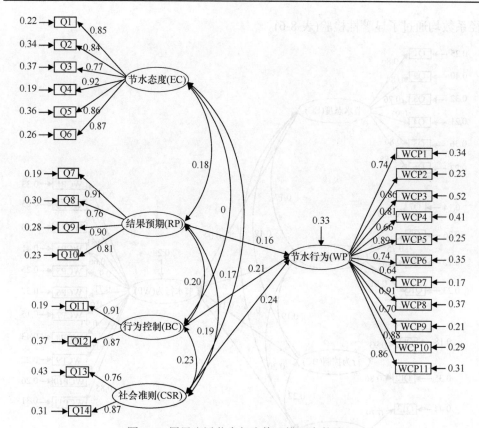

图 8-5　居民生活节水行为修正模型参数路径

表 8-6　结构方程修正模型变量标准化路径系数

潜变量关系	路径系数	C.R.	显著性水平
节水态度(EC)↔结果预期(RP)	0.18	2.233	*
结果预期(RP)↔行为控制(BC)	0.20	2.552	*
行为控制(BC)↔社会准则(CSR)	0.23	3.510	**
节水态度(EC)↔行为控制(BC)	—	—	—
结果预期(RP)↔社会准则(CSR)	0.19	2.386	*
节水态度(EC)↔社会准则(CSR)	0.17	2.138	*
节水态度(EC)→节水行为(WP)	—	—	—
结果预期(RP)→节水行为(WP)	0.16	2.021	*
行为控制(BC)→节水行为(WP)	0.21	2.856	**
社会准则(CSR)→节水行为(WP)	0.24	3.885	**

8.3.2 模型拟合评价

完成模型参数估计后，还需要评价模型的整体拟合度。模型拟合度评价指标可分为绝对拟合指数和相对拟合指数两大类。绝对拟合指数包括模型的卡方自由度比(χ^2 / df)、拟合优度指数(GFI)和近似误差均方根(RMSEA)，相对拟合度指数包括规范拟合指数(NFI)、比较拟合指数(CFI)和塔克-刘易斯指数(TLI)。

调整后的模型整体评价显示相对于原假设模型，修正后模型在 χ^2 / df 值以及 RMSEA 指标上显著降低，同时其他拟合指数也有不同程度的改善。修正后模型各项评价值均符合要求，整体拟合度良好(表 8-7)。

表 8-7　居民节水模型拟合整体配适度评价

评价指标		指标含义	评价标准	实际拟合值		模型结果
				原假设模型	修正后模型	
绝对拟合指数	χ^2 / df	卡方自由度比	<3.0	2.843	2.261	可接受
	GFI	拟合优度指数	>0.9	0.920	0.937	满足
	RMSEA	近似误差均方根	<0.1，越小越好	0.083	0.044	满足
相对拟合度指数	NFI	规范拟合指数	>0.9	0.934	0.942	满足
	CFI	比较拟合指数	>0.9	0.942	0.938	满足
	TLI	塔克-刘易斯指数	>0.9	0.947	0.949	满足

8.3.3 模型解释与讨论

居民的节水行为(WP)主要受居民对节水结果预期(RP)、行为控制(BC)以及社会准则(CSR)影响，其对节水行为(WP)影响分别为 0.23、0.31 和 0.33，其中直接路径系数分别为 0.16、0.21 和 0.24(图 8-5 和图 8-6)。表明居民的节水行为更多地依赖于居民对节水行为产生实际效果的感知、对个人生活影响感知以及社会节水环境感知，即居民更关注节水能否减少水费支出、是否带来生活不便等问题。

1) 节水态度对节水行为的影响

农村居民的节水态度(EC)主要包括居民对环境保护、自然灾害以及水资源短缺问题的关注，当前在渭河流域农村地区主要采用公众节水宣传、教育作为主要手段来提高居民节水态度和节水行为。研究显示，渭河流域农村地区居民节水态度(EC)对居民节水行为(WP)的影响主要表现为间接影响，作用系数为 0.08(图 8-6)，表明虽然通过教育手段可提高公众对水资源问题的认识，使其在节水行动中更加积极，但是在实际用水过程中，通过宣传、教育措施来改变人们固有的一些不合理用水行为往往难以取得明显的效果，原因在于居民的节水态度和实际行为之间缺乏直接联系，即居民虽然认识到节水对社会与环境的重要性，但由于节水行为面临着改变用水习惯、花费时间与精力等原因，其往往在实际的用水活动中并不一定表现出节水行为。同时模型模拟结果表明，居民节水态度(EC)与结果预期(RP)和社会准则(CSR)的路径系数分别为 0.18 和 0.17(表 8-6)，其与行为控制(BC)之间无显著联系(图 8-5)，表明节水态度(EC)与结果预期(RP)以及社会准则(CSR)密切相关，而当前居民对节水带来的不便(Q11)以及对自身、家庭节水潜力的估计不足(Q12)也是影响节水态度向节水行为转化的主要因素。

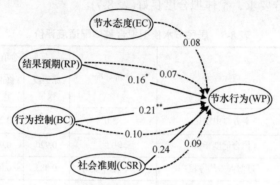

图 8-6 节水态度、行为控制、社会准则等对居民节水行为的影响

(实线箭头表示直接影响，虚线箭头表示间接影响)

2) 结果预期对节水行为的影响

结果预期直观反映了居民对其节水行为结果的感知，包括减少家庭水费支出(Q9)、改善供给环境(Q7、Q8 和 Q10)等与日常生活最为密切相关的观测指标，其对节水行为(WP)直接路径系数为 0.16。减少家庭水费支出是促使多数低收入家庭或者老年人群采用节水行为、减少用水量的直接动因。因此，提高家庭水费信息的透明度将是促进节水行为的重要措施。同时结果预期(RP)与节水态度(EC)、行为控制(BC)和社会准则(CSR)直接互为正向影响(图 8-5)，表明通过提高居民节水意识、社会节水环境等措施可以强化其个人节水行为在改善整体水短缺、构建节水社会中的积极作用，进而促进居民对其节水结果预期的感知。

3) 行为控制对节水行为的影响

行为控制潜变量(BC)对居民的节水行为(WP)具有显著的正向影响，行为控制反映对自身节水历史背景的经验以及存在阻碍的预期。良好的节水经验以及对节水行为带来不便的感知，有助于居民对节水政策的理解、对个人节水行为结果的正确预期。因此，行为控制(BC)不但对节水行为(WP)有直接作用，还可以促进对节水结果积极预期以及社会准则的良性感知。农村地区居民的历史用水习惯、开展节水行为消耗大量时间和精力，以及给生活带来不便是当前开展节水行为的主要障碍；同时由于缺乏对自身实际用水量的正确感知，居民往往会低估其用水量，致使多数居民开展节水行为动因不足而不愿意开展节水行为。应通过节水案例宣传、水费收费与计量体系改革等措施来促进居民对家庭实际用水量的正确感知，从而进一步强化居民节水行为控制因素。

4) 社会准则对节水行为的影响

社会准则对节水行为(WP)影响最为显著。社会准则(CSR)包括两个方面：居民对周围邻居(他人)节水行为的感知(Q13)与居民对社会机构节水行为的感知。表明居民对他人、机构的信任度将是其进行节水行为的主要决定因素之一，即若居民不信任他人的节水行为，往往会用该借口来证明其不采用节水行为的合理性，会由于自身利益的驱使，耗尽共享公共资源；同时居民对制度、管理机构的信任也是促使其进行节水行为的另一因素，制度的信任可以促使居民共同参与政府节水行动；当居民相信管理机构正在为保证其水资源供给做出努力时，他们的节水意愿会随着机构的节水努力而增加。

8.4 节水意识与节水行为性别差异

8.4.1 受访者社会经济特征的性别差异

为了避免家庭经济状况和家庭净人口对家庭生活用水量与用水行为造成的偏差，本章研究从 776 户受访者中选出 591 户家庭年收入与家庭人口数相当的家庭进行分析，其中渭南 189 户、杨凌-武功 229 户以及宝鸡 173 户。三个区域受访者的家庭年收入为 36060~37430 元，家庭净人口为 3.9~4.2 人(表 8-8)。在 591 份问卷中，男性受访者为 286 人，女性受访者为 305 人。大多数家庭户主为男性(1.43±0.49)。女性受访者平均年龄(45.62±11.04 岁)比男性受访者(49.12±12.98 岁)小，并且受教育程度(5.57±2.23 年)也比男性受访者(7.44±2.56 年)低(表 8-9)。

表 8-8 样本家庭特征

地区	调查家庭数/户	家庭净人口	家庭年收入/元	供水方式	水价/(元/m³)	位置
渭南	189	4.0	37050	24h 供水	1.5~2.5	34°45′N~34°49′N, 109°09′E~109°15′E
杨凌-武功	229	3.9	37430	24h 供水	1.2~2.5	34°17′N~34°20′N, 107°57′E~108°04′E
宝鸡	173	4.2	36060	24h 供水	1.5~2.5	34°21′N~34°24′N, 107°24′E~107°29′E

注：家庭净人口不包括离家超过 8 个月以上的家庭成员。

表 8-9 受访者社会经济状况(均值±标准差)

社会经济状况	受访者性别		均值	显著性水平
	男(286 人)	女(305 人)		
户主性别	1.42±0.49	1.44±0.50	1.43±0.49	0.690
年龄/岁	49.12±12.98	45.62±11.04	47.31±12.20	0.000
受教育程度/年	7.44±2.56	5.57±2.23	6.47±2.47	0.000

注: 对于户主性别: 1 代表男性, 2 代表女性。

8.4.2 居民生活用水与节水行为性别差异

由第 6 章可知, 当地居民人均家庭生活用水总量为 70.2L/d(室内 38.3L/d, 室外 31.9L/d)。通过比较得知, 家庭用水活动主要由女性来进行组织, 其中女性人均用水量约为 92.96L/d, 约是男性人均用水量(约 46.71L/d)的 2 倍。家庭的菜地浇灌(21.94±7.91L/d)、洗衣(16.14±5.49L/d)和厨房用水(16.20±5.07L/d)主要由女性来承担, 同时其他用水项目(如房屋和庭院清扫用水、家畜用水、饮用与个人卫生用水及洗浴用水), 女性用水也高于男性用水(图 8-7)。在当地居民 11 种节水行为(WP)中, 相对于男性居民, 女性在用水活动中往往比男性居民表现出更多的节水行为, 尤其 "在洗漱、刷牙过程中关水龙头(WCP1)"、"洗浴过程中, 间断放水沐浴(WCP2)"、"在清洗水果和蔬菜时, 放在盆里集中清洗, 避免直接在水龙头下清洗(WCP5)"、"炊具、食具上的油污, 先擦除再洗涤(WCP7)"、"庭院清扫时, 避免使用软管冲地(WCP8)" 和 "洗衣灰水用于清扫庭院和冲厕所(WCP9)" 等项目上(表 8-10)。

表 8-10 居民节水行为性别差异(均值 ± 标准差)

类别	项目	项目措施	受访者性别		均值±标准差	显著性水平
			男(286 人)	女(305 人)		
饮用与个人卫生用水	WCP1	在洗漱、刷牙过程中关水龙头	3.86±1.36	4.34±0.95	4.11±1.19	0.000
	WCP2	洗浴过程中, 间断放水沐浴	3.75±1.32	4.08±1.23	3.92±1.28	0.002
洗衣用水	WCP3	使用洗衣机时, 总是将衣服集中起来, 满负荷清洗	4.22±1.13	4.23±1.15	4.22±1.14	0.956
	WCP4	将脏衣服集中起来, 统一手洗, 并将前一环节的剩水, 用于清洗下一环节的衣服	4.43±0.91	4.39±0.86	4.41±0.88	0.648
厨房用水	WCP5	在清洗水果和蔬菜时, 放在盆里集中清洗, 避免直接在水龙头下清洗	3.18±1.28	4.00±1.59	3.60±1.49	0.000
	WCP6	将碗碟集中起来一起在盆中清洗	3.88±1.40	3.93±1.34	3.91±1.37	0.635

续表

类别	项目	项目措施	受访者性别		均值±标准差	显著性水平
			男(286 人)	女(305 人)		
厨房用水	WCP7	炊具、食具上的油污，先擦除再洗涤	3.25±1.55	3.90±1.37	3.58±1.49	0.000
房屋和庭院清扫用水	WCP8	庭院清扫时，避免使用软管冲地	3.74±1.44	4.14±1.22	3.95±1.35	0.000
	WCP9	洗衣灰水用于清扫庭院和冲厕所	4.03±1.00	4.36±1.30	4.20±1.16	0.019
	WCP10	仅在早晨或傍晚浇灌	4.52±0.93	4.63±0.76	4.58±0.84	0.130
日常规范	WCP11	看管孩子不要玩水	3.52±1.32	3.51±1.34	3.52±1.33	0.955
Cronbach α 系数			0.802			

注：一直使用=5，经常使用=4，偶尔使用=3，很少使用=2，从来没有=1。

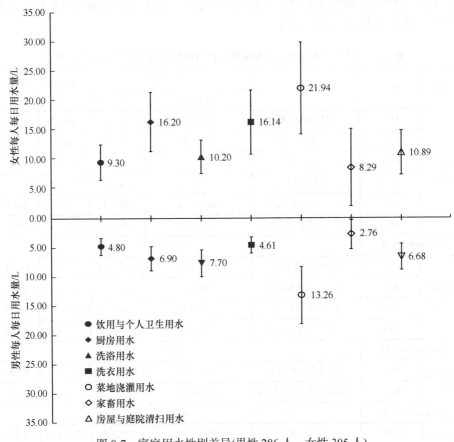

图 8-7　家庭用水性别差异(男性 286 人，女性 305 人)

8.4.3　居民节水态度、结果预期、行为控制和社会准则的性别差异

受访者的环境保护意识较高,而节水意识相对较低(表 8-11)。相对于节水意识,他们更关心他们面临的环境问题,并且对环境保护和利用具有很好的了解。然而,他们对节水与环境和人类行为之间的关系缺乏认识。

与女性受访者相比,男性受访者在环境与水资源保护方面具有良好的知识和态度,尤其是环境保护态度(EC1)与环境问题关注(EC2),以及节水与环境的关系(EC5)和节水与人类的关系(EC6)上。受访者普遍认为,节水行为可以明显减少家庭水费支出(RP3)和缓解生活供水短缺(RP2)。女性受访者表示,她们的节水动机主要是减少家庭水费支出(RP3),而男性受访者认为,他们主要的节水动机为缓解生活供水短缺(RP2)。无论男性和女性都认为采用节水行为不能显著改变目前缺水环境。受访者表示他们进行节水行为的主要障碍是节水影响日常生活方式(BC1)和需要额外的时间和精力(BC2)。大多数男性受访者认为当前政府公共机构没有积极实施节水行为与措施(表 8-11)。

表 8-11　居民节水态度、结果预期、行为控制和社会准则的性别差异

因素	项目	指标	受访者性别		均值±标准差	显著性水平
			男(286 人)	女(305 人)		
节水态度 (EC)	EC1	环境保护态度	4.23±1.44	3.60±1.04	3.90±1.30	0.000
	EC2	环境问题关注	4.54±1.45	4.07±0.95	4.30±1.25	0.000
	EC3	人类与环境的关系	4.09±0.95	4.08±0.94	4.09±0.95	0.964
	EC4	水资源价值	4.10±1.26	4.04±1.22	4.07±1.24	0.522
	EC5	节水与环境的关系	4.04±1.41	3.48±1.17	3.75±1.33	0.000
	EC6	节水与人类的关系	3.78±1.51	3.23±1.29	3.49±1.43	0.000
Cronbach α 系数			0.823			
结果预期 (RP)	RP1	增加水资源供给	3.58±1.41	3.51±1.46	3.54±1.44	0.560
	RP2	缓解生活供水短缺	4.05±1.27	3.67±1.07	3.85±1.19	0.000
	RP3	减少家庭水费支出	3.83±0.94	4.33±1.25	4.08±1.13	0.000
	RP4	改善整个社会环境	1.71±1.46	1.77±1.56	1.74±1.51	0.625
Cronbach α 系数			0.835			
行为控制 (BC)	BC1	节水影响日常生活方式	2.41±1.03	3.37±1.11	2.90±1.18	0.000
	BC2	需要额外的时间和精力	2.27±0.97	3.28±1.20	2.79±1.19	0.000
Cronbach α 系数			0.962			
社会准则 (CSR)	CSR1	公众节水预期	2.96±1.44	3.45±1.51	3.21±1.49	0.000
	CSR2	机构节水预期	1.33±1.50	1.44±1.48	1.38±1.49	0.352
Cronbach α 系数			0.948			

8.4.4　居民节水行为驱动因素性别差异

　　通过构建居民节水行为驱动因素的结构方程模型(SEM)表明，男性与女性受访者在其采用节水行为的驱动因素中存在显著差异。男性受访者的节水行为(WP)驱动因素主要受个体行为控制(BC)(标准化路径系数　SPC=0.27)和节水态度(EC)(SPC=0.21)的影响，而社会准则(CSR)(SPC=0.13)、结果预期(RP)(SPC=0.09)对其节水行为影响较小(图 8-8)。对于女性受访者，她们的节水行为(WP)驱动因素主要受个人节水行为结果预期(RP)(SPC=0.30)和社会准则(CSR)(SPC=0.24)的影响，而行为控制(BC)(SPC=0.14)和节水态度(EC)(SPC=0.11)对其影响较小(图 8-9)。

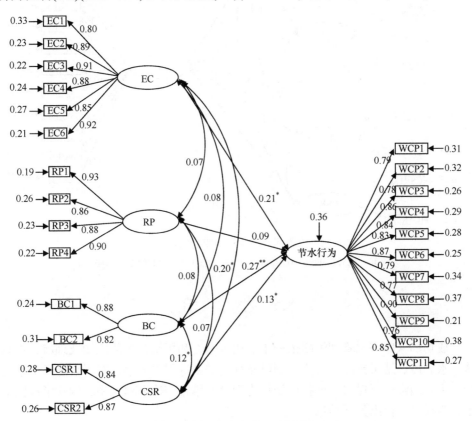

图 8-8　男性居民节水行为驱动因素(286 人)

$\chi^2 / df = 2.242$，GFI=0.947, RMSEA=0.042, NFI=0.931, CFI=0.941, TLI=0.946

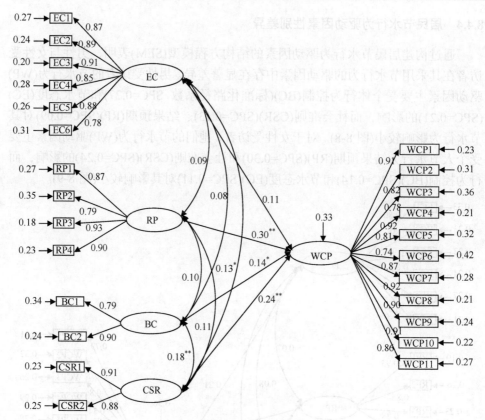

图 8-9　女性居民节水行为驱动因素(305 人)

$\chi^2 / df = 2.259$, GFI=0.941, RMSEA=0.046, NFI=0.937, CFI=0.926, TLI=0.954

8.5 小　结

成功的家庭用水管理策略依赖于对用水态度和用水行为的感知及理解,本章从节水态度、结果预期、行为控制以及社会准则等因素入手,对影响居民节水行为的主导因素进行探讨,依托计划行为理论并结合结构方程模型,构建了居民节水行为模型,得出如下结论:

(1) 居民节水行为主要受结果预期、行为控制以及社会准则影响,表明节水行为依赖于居民对节水实际效果感知、对生活影响感知以及社会节水环境感知。提高家庭用水信息透明度有助于提高居民对家庭实际用水量与用水行为的感知,促进其对节水结果、节水障碍等的正确预期,进而提高居民的节水行为。

(2) 居民节水态度对实际的节水行为无直接影响,其主要通过影响结果预期以及社会准则来间接影响节水行为,表明当前在渭河流域农村地区居民的节水态度和实际行为之间缺乏直接联系，节水态度无法直接转化为实际的节水行为。

(3) 居民节水行为驱动因素存在显著的性别差异，男性节水行为驱动因素主要为行为控制和节水态度，而女性的节水行为驱动因素主要为结果预期和社会准则。

(4) 政府需要利用各种措施与媒介提高水资源管理公众参与度、节水制度制定及运行的透明度，建立对他人、公众与机构节水的信任体系，促使居民共同参与政府节水行动，重视女性在家庭用水管理与节水中的主导地位，建立节约型社会。

第9章 节水器具与节水行为

2007 年联合国政府间气候变化专门委员会(IPCC)发表了第四份全球气候评估报告，指出全球变暖已是毫无争议的事实，而气候变暖将引起一系列的问题，如可用的淡水资源减少、降水分配不均、蒸发量增大、干旱加剧、地下潜水矿化。同时，全球水资源分布不均、水污染和水生环境的恶化，使得水资源短缺已经成为一些国家、地区的永久性问题。国外研究表明，政府通过修建大型水利工程来增加水资源供应已不是解决世界水资源短缺的最佳办法。从经济和环境角度看，基于用水终端、采取节水手段是解决水源危机的最佳方案。研究表明：居民用水行为是一个复杂的过程且影响因素众多，居民用水、节水观念和行为大大影响着用水量。实现节水的最有效措施是公众用水行为的改变和使用节水器具。而那些用水量高、具有较高经济水平、较高的受教育程度或处于较高社会地位的人群，其节水表现并不是由于自身用水习惯的改变，而是节水器具的使用。因此，节水器具的普及和广泛应用可以大大减少居民用水量，缓解水资源短缺。

洗衣机是家庭的必需品之一，给家庭带来方便的同时，洗衣机用水量大的缺点也带来了严重的水资源浪费。本章从节水器具(节水型洗衣机)角度入手，分析公众信息、价格、节水意识、销售行为、洗衣机性能等因素对居民购买节水器具(节水型洗衣机)的影响，找到影响居民选择节水器具的因素，从而提出建议和对策来提升居民节水器具购买意愿，提高节水器具的普及率。

9.1 家用洗衣机类型

目前全球有三种基本类型的洗衣机，即波轮式、搅拌式和滚筒式，而我国目前搅拌式洗衣机很少，产品基本上是波轮式和滚筒式。2003 年以来我国家庭洗衣机拥有量在急剧增加，其中城市居民平均每百户拥有量从 2003 年的 94.41 台增加到 2013 年的 98.02 台，将近 1 台/户，而农村居民平均每百户拥有量从 34.27 台增加到 67.22 台(图 9-1)。平均每百户拥有量在稳步上升，农村发展速度同比增长大于城市。

1. 波轮式洗衣机

波轮式洗衣机是由电动机带动波轮转动，衣物随水不断翻滚。波轮式洗衣机

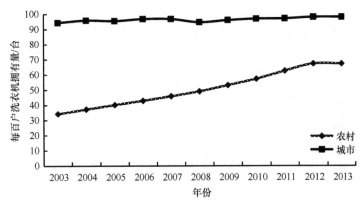

图 9-1　居民每百户洗衣机拥有量

有单桶、套桶、双桶三种。它的结构比较简单，维修方便，洗净率高，但对衣物磨损大，用水多。优点是对衣物缠绕小，洗涤均匀；洗涤缸体有全塑、搪瓷、铝合金、不锈钢四大类。波轮式洗衣机工作原理是依靠装在洗衣桶底部的波轮正反旋转，带动衣物上下左右不停地翻转，使衣物之间、衣物与桶壁之间，在水中进行柔和的摩擦，并在洗涤剂的作用下实现去污清洗。国内主要有两种波轮式洗衣机，即波轮全自动洗衣机和波轮半自动(双缸)洗衣机。

2. 搅拌式洗衣机

搅拌式洗衣机内筒中央的一个搅拌棒和几片搅拌翼，能够保持在 360°之内依据不同衣物质地、脏污程度、洗涤物质量等或快或慢地来回旋转，将衣物来回揉搓，彻底清除污渍。因此，搅拌式洗衣机具有不缠绕、不磨损、省电、洗涤力强等诸多优点，兼具波轮式洗衣机与滚筒式洗衣机的优点，弥补了二者的不足。搅拌式洗衣机流行于美国，目前中国市场较少见。

3. 滚筒式洗衣机

滚筒式洗衣机发源于欧洲，洗衣方法是模仿棒槌击打衣物原理设计，利用电动机的机械做功使滚筒旋转，衣物在滚筒中不断地被提升摔下，再提升再摔下，做重复运动，洗衣粉和水的共同作用使衣物洗涤干净。早期滚筒式洗衣机洗衣费时长，同时要采用加热方式来弥补其洗净度，费电与耗时特点一直不被消费者看好。后期由于技术革新、性能提高、价格下降而得以迅速发展，截至 2013 年，滚筒式洗衣机已占整个洗衣机销售量的 40%(图 9-2)。

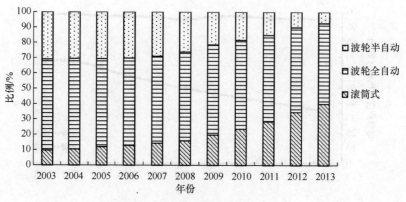

图 9-2　洗衣机市场销售份额对比

9.2　不同类型洗衣机标准用水量

对市场上现有各种品牌三种类型洗衣机(波轮半自动、波轮全自动和滚筒式)进行调查,并记录其标准周期用水量和洗涤量,通过实测得出三种不同类型洗衣机平均洗 1kg 衣服的标准用水量(L/kg),如图 9-3 所示。从图中的数据可以看出,波轮半自动洗衣机耗水量最大,平均洗 1kg 衣服耗 25.44L 水,而滚筒式洗衣机最低,约为 9L,波轮全自动洗衣机居中,需水量为 19.44L。2013 年 10 月 1 日施行洗衣机新能效标准《电动洗衣机能效水效限定值及等级》(GB 12021.4—2013)表明,滚筒式洗衣机的节水性能要远高于波轮式洗衣机(表 9-1)。

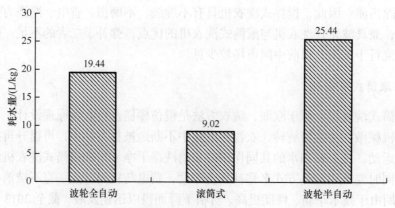

图 9-3　三种类型洗衣机平均标准用水量(215 人)

表 9-1　GB 12021.4—2013 能效等级标准

洗衣机能效等级	波轮全自动和波轮半自动洗衣机			滚筒式洗衣机		
	单位功效耗电量/(kWh/(转·kg))	单位功效用水/(L/(转·kg))	洗净比	单位功效耗电量/(kWh/(转·kg))	单位功效用水/(L/(转·kg))	洗净比
1	≤0.011	≤14	≥0.9	≤0.11	≤7	≥1.03
2	≤0.012	≤16	≥0.8	≤0.13	≤8	≥1.03
3	≤0.015	≤20	≥0.8	≤0.15	≤9	≥1.03
4	≤0.017	≤24	≥0.8	≤0.17	≤10	≥1.03
5	≤0.022	≤28	≥0.8	≤0.19	≤12	≥1.03

9.3　资料收集与研究方法

9.3.1　资料收集

洗衣机用水量主要取决于洗衣机的类型和容量,通过对洗衣机行业现状背景研究和不同类型洗衣机分析表明,洗衣机节水量与洗衣机类型密切相关。滚筒式洗衣机的技术与运行特点决定了滚筒式洗衣机比波轮式洗衣机节水。以此为依据,通过居民对这两种洗衣机的喜好、选择因素和使用感知来研究居民选择这两类洗衣机的影响因素。洗衣机购买与使用调查共涉及两类人群:销售人员和顾客。从对上述人群的调查来研究影响居民选择节水器具(节水型洗衣机)的因素。

问卷选择关中地区(渭南、西安、咸阳和宝鸡)为研究区域,时间为 2016 年 9 月至 2017 年 2 月,总历时 5 个月。在上述四个地方随机选择了 34 个电器市场(渭南 6 个、西安 14 个、咸阳 7 个、宝鸡 7 个)进行调查。共 335 名顾客参与了调查,其中有 14 份问卷未完成(9 名顾客拒绝回答问题、5 名顾客没有完成问卷),有效问卷 321 份(渭南 70 份、西安 94 份、咸阳 84 份和宝鸡 73 份)(表 9-2)。

表 9-2　样本选择

样点	市场数量	样本量
A(渭南)	6	70
B(西安)	14	94
C(咸阳)	7	84
D(宝鸡)	7	73
合计	34	321

9.3.2 问卷设置

问卷设计包括如下模块：受访者经济社会特征(性别、年龄、受教育程度、家庭年收入和购买洗衣机类型)(表 9-3)，受访者对其家庭耗水量与耗能的感知(7 个问题，表 9-4)，受访者对洗衣机标签的认知与态度(5 个问题，表 9-5)，受访者选择洗衣机的准则(10 个问题，表 9-6)，洗衣机信息主要来源途径(9 个问题，表 9-7)以及销售人员推销洗衣机卖点(10 个问题，图 9-4)。问卷采用 Likert-5 级量表进行度量，即 5 代表强烈赞同，4 代表赞同，3 代表不确定，2 代表不赞同，1 代表强烈不赞同。

9.3.3 研究方法

用 SPSS 15.0 软件对调查数据进行描述性统计分析，采用单因素方差分析对滚筒式洗衣机、波轮式洗衣机两个组别购买者特征进行差异分析。运用二元 Logistic 回归模型揭示居民选择节水型洗衣机的驱动因子。

Logistic 回归是从多重线性回归上发展起来的统计分析方法，该方法自变量不受变量类型(可以是连续变量、分类变量或哑变量)的限制。其因变量也可以为二分类、多分类的类型，但是二分类更为常用，也更加容易解释。本章研究采用二分类 Logistic 回归模型。

假设有 n 个影响因子(自变量或预测变量 X)来预测某件事(因变量或反应变量 Y)的发生，因变量常取 0 和 1，一般 1 表示"某事发生"、0 表示"某事不发生"，在自变量作用下因变量出现 1 的结果时条件概率记为 P，Logistic 回归模型为

$$P = \frac{\exp(\beta_0 + \beta_1 X_1 + \beta_2 X_2 + \cdots + \beta_n X_n)}{1 + \exp(\beta_0 + \beta_1 X + \beta_2 X_2 + \cdots + \beta_n X_n)} \tag{9-1}$$

其中，β_0 为截距项，表示所有自变量为零时某事件发生与不发生概率之比的自然对数，是一个基准水平；β_n 为回归系数，表示自变量 X_n 在其他影响变量不变的条件下，自变量 X 每改变一个单位时因变量的变动值；X_n 为自变量，即影响因子。

由式(9-1)可知，Logistic 回归模型是概率型非线性回归模型，P 在[0,1]区间变化，通过取对数变换，取值范围可扩大到负无穷到正无穷，上述公式即可变为

$$\text{logit}(P) = \ln\left(\frac{P}{1-P}\right) = \beta_0 + \beta_1 X_1 + \beta_2 X_2 + \cdots + \beta_n X_n \tag{9-2}$$

回归分析在各个领域广泛应用，最主要的目的为预测和解释。

9.4　研　究　结　果

9.4.1　受访者社会经济特征

大多数受访者为年轻女性(年龄为 38.53±8.16 岁，性别为 1.61±0.49)，受教育程度为 11.84±2.58 年(表 9-3)。选择滚筒式洗衣机和波轮式洗衣机的受访者在年龄、受教育程度和家庭年收入之间有巨大的差异。具体来说，购买滚筒式洗衣机的受访者(年龄为 36.37±6.79 岁，受教育程度为 12.77±2.39 年)比选择波轮式洗衣机的受访者(年龄为 40.52±8.81 岁，受教育程度为 10.99±2.45 年)更加年轻、受教育程度更高。受访者家庭年收入为 26205.30±4495.06 元，其中购买滚筒式洗衣机的受访者家庭年收入(26879.22±4308.59 元)要高于购买波轮式洗衣机的受访者(25583.83±4385.87 元)($p<0.01$)。

表 9-3　受访者社会经济特征(均值±标准差)

社会经济特征	受访者			
	购买波轮式洗衣机 (167 人)	购买滚筒式洗衣机 (154 人)	均值±标准差	显著性水平
性别	1.62±0.49	1.59±0.50	1.61±0.49	0.068
年龄/岁	40.52±8.81	36.37±6.79	38.53±8.16	0.000
受教育程度/年	10.99±2.45	12.77±2.39	11.84±2.58	0.000
家庭年收入/元	25583.83±4385.87	26879.22±4308.59	26205.30±4495.06	0.000

注：性别中，1 代表男性，2 代表女性。

9.4.2　受访者对用水量的认识和态度

大多数购买滚筒式洗衣机和波轮式洗衣机的受访者都知道他们家庭的电价(4.10±1.04)和电费支出(3.56±1.07)。然而，他们缺乏对当前水价(2.74±0.87)和他们水费支出(2.57±1.06)的了解(表 9-4)。多数受访者认为他们的水费远低于(4.00±1.40)家庭年收入，并承认他们不关心家庭水费的支出(3.68±0.82)。同时部分受访者没有意识到通过选择滚筒式洗衣机可以起到节水的作用(3.29±0.82)。

表 9-4　受访者对其家庭耗水量与耗能的感知

问题设置	受访者		均值±标准差	显著性水平
	购买波轮式洗衣机 (167 人)	购买滚筒式洗衣机 (154 人)		
是否知道水价	2.78±0.89	2.70±0.85	2.74±0.87	0.429
是否知道电价	4.17±0.99	4.01±1.10	4.10±1.04	0.168
是否知道家庭每月水费	2.51±1.00	2.63±1.13	2.57±1.06	0.333
是否知道家庭每月电费	3.63±1.07	3.49±1.06	3.56±1.07	0.256
我认为水费非常低	3.95±1.47	4.06±1.33	4.00±1.40	0.499
通过购买滚筒式洗衣机可以起到节水作用	3.22±0.82	3.37±0.80	3.29±0.82	0.103
我从不关心水费	3.60±0.82	3.77±0.81	3.68±0.82	0.077

注：表中数值来源于 Likert-5 级量表，5 代表强烈赞同，4 代表赞同，3 代表不确定，2 代表不赞同，1 代表强烈不赞同，下同。

9.4.3　受访者对洗衣机标签的认知与态度

选择滚筒式洗衣机和波轮式洗衣机的受访者在购买时看到了洗衣机上的标签 (4.18±1.07)，但通常没有留意洗衣机标签上的信息(3.07±0.90)。同时这些受访者由于自身知识所限，无法细读洗衣机标签上的信息(2.78±0.94)，特别是没有读懂洗衣机标签上的耗水信息(2.38±0.86)(表 9-5)。在选择洗衣机时，受访者很少向卖家询问这些电器的耗水量。购买波轮式洗衣机的受访者询问用水信息的概率 (2.42±1.12)显著低于购买滚筒式洗衣机的受访者(3.06±1.11)(表 9-5)。在选择洗衣机类型时，客户优先关注品牌(4.54±0.91)、外观设计(4.46±1.07)和价格(4.36±0.96)，其次分别为清洁能力、新功能、负载能力和低衣服磨损率。他们很少关注节能效率、低噪声和节水效率(表 9-6)。相对购买滚筒式洗衣机受访者，购买波轮式洗衣机的受访者更关心洗衣机的清洁能力($p<0.01$)，而购买滚筒式洗衣机的受访者更关心这些洗衣机的新功能、低衣服磨损率和节水效率($p<0.01$)。

表 9-5　受访者对洗衣机标签的认知与态度(均值±标准差)

问题设置	受访者		均值±标准差	显著性水平
	购买波轮式洗衣机 (167 人)	购买滚筒式洗衣机 (154 人)		
看到洗衣机上的标签	4.17±1.09	4.19±1.06	4.18±1.07	0.860
没有留意洗衣机标签上的信息	3.05±0.93	3.09±0.87	3.07±0.90	0.670

续表

问题设置	受访者		均值±标准差	显著性水平
	购买波轮式洗衣机(167 人)	购买滚筒式洗衣机(154 人)		
无法细读洗衣机标签上的信息	2.72±0.94	2.84±0.95	2.78±0.94	0.284
没有读懂洗衣机标签上的耗水信息	2.36±0.82	2.40±0.90	2.38±0.86	0.701
向销售人员询问洗衣机的用水量	2.42±1.12	3.06±1.11	2.73±1.16	0.000

表 9-6　受访者选择洗衣机的准则(均值±标准差)

准则	受访者		均值±标准差	显著性水平
	购买波轮式洗衣机(167 人)	购买滚筒式洗衣机(154 人)		
品牌	4.47±1.01	4.62±0.78	4.54±0.91	0.156
外观设计	4.41±1.17	4.52±0.94	4.46±1.07	0.373
价格	4.61±0.73	4.08±1.10	4.36±0.96	0.000
负载能力	3.53±1.34	3.78±1.44	3.65±1.39	0.113
节能效率	3.42±1.03	3.53±0.99	3.47±1.01	0.314
节水效率	2.76±1.00	3.47±1.01	3.10±1.06	0.000
清洁能力	4.01±0.95	3.61±0.81	3.82±0.90	0.000
低衣服磨损率	3.25±1.34	3.88±1.59	3.56±1.50	0.000
低噪声	3.36±1.03	3.43±0.96	3.40±1.00	0.548
新功能	3.33±1.33	4.22±0.98	3.76±1.26	0.000

9.4.4　销售人员推销洗衣机卖点

受访者表示，洗衣机销售人员在推销洗衣机时品牌、清洁能力和负载能力是洗衣机的主要卖点，其次是价格、新功能、低衣服磨损率。而低噪声、节能效率、节水效率等很少作为卖点被提及。销售人员在针对滚筒式洗衣机和波轮式洗衣机推销时，其推销的卖点也不相同；具体而言，当他们向顾客推销滚筒式洗衣机时，更倾向于推销洗衣机外观设计(4.10±0.42)、新功能(4.35±0.58)、节能效率(3.80±0.71)和节水效率(3.73±0.75)等卖点。而在推销波轮式洗衣机时，他们更倾向于价格(4.56±0.54)(图 9-4)。

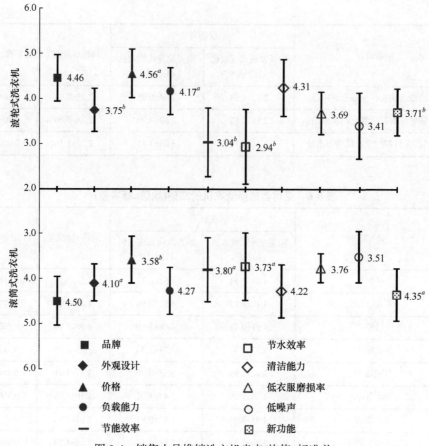

图 9-4 销售人员推销洗衣机卖点(均值±标准差)

9.4.5 受访者选择洗衣机的信息来源

当地消费者主要通过 9 种渠道来获得洗衣机商品的相关信息，不论是购买滚筒式洗衣机的受访者还是购买波轮式洗衣机的受访者，均认为电器商场是他们获取洗衣机商品信息的最主要、最直接的信息来源，其次分别为销售商网站(3.65±1.34)和电视(3.33±0.90)。他们很少通过如收音机(2.94±0.92)、报刊(2.74±0.76)、杂志与海报(2.61±0.95)来获得洗衣机的相关信息(表 9-7)。购买波轮式洗衣机的受访者获得商品信息的主要渠道为电器商店(4.31±0.83，$p<0.01$)，而购买滚筒式洗衣机的受访者商品信息的获取渠道主要是销售商网站(4.06±1.18，$p<0.01$)，同时销售人员介绍(3.79±1.10)以及邻居与朋友推荐(3.55±0.87)也是商品信息获取的重要补充来源。

表 9-7　洗衣机信息主要来源途径

途径		受访者		均值±标准差	显著性水平
		波轮式洗衣机购买者 (167 人)	滚筒式洗衣机购买者 (154 人)		
电器商店和媒体	电器商店	4.31±0.83	3.79±1.19	4.06±1.05	0.000
	销售商网站	3.28±1.36	4.06±1.18	3.65±1.34	0.000
	电视	3.35±0.94	3.31±0.87	3.33±0.90	0.677
	杂志与海报	2.63±0.96	2.59±0.94	2.61±0.95	0.682
	收音机	3.09±0.86	2.79±0.95	2.94±0.92	0.003
	报刊	2.71±0.70	2.77±0.81	2.74±0.76	0.478
其他	邻居与朋友推荐	3.49±0.90	3.60±0.83	3.55±0.87	0.244
	当时社区与基层介绍	2.71±1.00	2.69±0.99	2.70±0.99	0.869
	销售人员介绍	3.81±1.06	3.77±1.14	3.79±1.10	0.732

9.4.6　受访者选择滚筒洗衣机的驱动因素

采用 Logistic 回归模型来分析受访者社会经济特征、对其家庭耗水量与耗能的感知、洗衣机信息主要来源途径、受访者对洗衣机标签的认知与态度等因素对其选择洗衣机类型意愿的影响。基于前述分析，购买滚筒式洗衣机和波轮式洗衣机的受访者在 17 个变量上存在显著差异(受访者社会经济特征 3 个，受访者对洗衣机标签的认知与态度 1 个，洗衣机信息主要来源途径 3 个，受访者选择洗衣机的准则 5 个，销售人员推销洗衣机卖点 5 个)(表 9-8)。将上述 17 个变量输入模型，结果表明模型显著(χ^2(17)=307.83，$p<0.01$)具有统计学意义。模型共解释了91%(Nagelkerke R^2)变量信息，模型 Hosmer-Lemeshow 检验值为 0.93，表明该模型适宜度高(表 9-9)。模型显示：受访者滚筒式洗衣机购买意愿和受教育程度(比值比(OR)为 1.72，95% CI(置信区间)为 1.05～2.81，$p<0.05$)、家庭年收入(OR 为 1.10，95% CI 为 0.89～1.13，$p<0.05$)、向销售人员询问洗衣机的用水量(OR 为 2.92，95% CI 为 2.09～4.82，$p<0.05$)以及从销售商网站获取信息(OR 为 17.42，95% CI 为 10.21～33.29，$p<0.01$)呈显著正相关(表 9-9)。

低衣服磨损率也会增加顾客对滚筒式洗衣机的购买意愿，而过高的价格和低的清洁能力是顾客购买滚筒式洗衣机的主要障碍。除了过高的价格壁垒，销售人员通过强调滚筒式洗衣机的节能效率(OR 为 11.75，95% CI 为 2.02~23.38，$p<0.01$)、节水效率(OR 为 10.86，95% CI 为 1.69~22.83，$p<0.05$)以及外观设计(OR 为 7.01，95% CI 为 3.66~12.30，$p<0.05$)上优势与卖点可增强消费者的滚筒式洗衣机购买意愿。

表 9-8　受访者选择滚筒式洗衣机的驱动因素

因子		变量类别	变量	因子来源
选择洗衣机类型		二元变量	1=滚筒式洗衣机；0=波轮式洗衣机	—
社会经济特征	年龄/岁	连续式变量	顾客年龄	
	受教育程度/年	连续式变量	顾客受教育程度	
	家庭年收入/元	连续式变量	顾客家庭年收入	
对洗衣机标签的认知与态度	向销售人员询问洗衣机的用水量	离散性变量	Likert-5 级量表：5=强烈赞同，4=赞同，3=不确定，2=不赞同，1=强烈不赞同	表 9-5
洗衣机信息主要来源途径	电器商店	离散性变量	Likert-5 级量表：5=强烈赞同，4=赞同，3=不确定，2=不赞同，1=强烈不赞同	表 9-7
	销售商网站	离散性变量		
	收音机	离散性变量		
受访者选择洗衣机的准则	价格	离散性变量	Likert-5 级量表：5=强烈赞同，4=赞同，3=不确定，2=不赞同，1=强烈不赞同	表 9-6
	节水效率	离散性变量		
	清洁能力	离散性变量		
	低衣服磨损率	离散性变量		
	新功能	离散性变量		
销售人员推销洗衣机卖点	外观设计	离散性变量	Likert-5 级量表：5=强烈赞同，4=赞同，3=不确定，2=不赞同，1=强烈不赞同	图 9-4
	价格	离散性变量		
	节能效率	离散性变量		
	节水效率	离散性变量		
	新功能	离散性变量		

表 9-9　顾客选择滚筒式洗衣机及其驱动因素二元 Logistic 回归

因子		回归系数	标准误差(S.E.)	Wald 检验	OR (95% CI)
社会经济特征	年龄/岁	−0.15	0.09	2.74 (p=0.10)	0.86 (0.72~1.03)
	受教育程度/年	0.54*	0.25	4.65 (p=0.03)	1.72 (1.05~2.81)
	家庭年收入/元	0.01*	0.00	5.18 (p=0.02)	1.10 (0.89~1.13)
对洗衣机标签的认知与态度	向销售人员询问洗衣机的用水量	1.07*	0.50	4.54 (p=0.03)	2.92 (2.09~4.82)
洗衣机信息主要来源途径	电器商店	~0.85	1.15	0.55 (p=0.46)	0.25 (0.08~0.60)
	销售商网站	2.92**	1.06	7.63 (p=0.00)	17.42 (10.21~33.29)
	收音机	−0.23	0.56	0.17 (p=0.68)	0.79 (0.27~1.35)
受访者选择洗衣机的准则	价格	−3.99*	1.56	6.55 (p=0.01)	0.02 (0.00~0.13)
	节水效率	1.30	0.75	2.99 (p=0.08)	3.67 (1.84~6.03)
	清洁能力	−1.42*	0.58	6.04 (p=0.01)	0.15 (0.04~0.46)
	低衣服磨损率	1.46**	0.80	9.37 (p=0.00)	4.64 (2.86~6.35)
	新功能	1.54	1.28	1.43 (p=0.23)	4.70 (2.12~8.87)
销售人员推销洗衣机卖点	外观设计	1.91*	0.36	4.65 (p=0.03)	7.01 (3.66~12.30)
	价格	−4.03*	1.01	6.25 (p=0.01)	0.01 (0.00~0.10)
	节能效率	2.46**	0.90	7.52 (p=0.00)	11.75 (2.02~23.38)
	节水效率	2.39*	0.95	6.31 (p=0.01)	10.86 (1.69~22.83)
	新功能	1.17	0.87	0.99 (p=0.32)	3.21 (1.32~10.79)
常数		−24.68	15.56	2.52 (p=0.11)	—

注：χ^2(17)=307.83，p<0.01，Nagelkerke R^2=0.91，对数似然数=36.640，Hosmer-Lemeshow 检验 p=0.93。
*和**表示 0.01 和 0.05 显著性水平。

9.5　讨　　论

用水器具的普及被认为是家庭生活用水量急剧增长的主要驱动因素 (Vieira et al., 2017; Wang et al., 2014)，因此促进和鼓励居民采用节水型洗衣机是应对当前水资源短缺的主要策略之一。当前虽然各国政府通过政策、补贴和宣传来鼓励消费者采用节水型洗衣机，然而节水型洗衣机的拥有率仍不尽如人意，甚至在高收入的美国和澳大利亚，其节水型洗衣机拥有率也仅为 23%(Hustvedt et al., 2013)和 25%(Pakula and Stamminger, 2010)。在本章研究中，中国节水型洗衣机拥有率低的主要原因是过高的价格、顾客节水意识低、节水性能认识不足以及市场销售体系薄弱等。

国内消费者不愿意购买节水型洗衣机，主要是因为它们的价格过高。Verwymeren(2017)研究发现滚筒式洗衣机的均价为 500～900 美元，约是波轮式洗衣机(200～400 美元)的 2 倍。当消费者在选择一台洗衣机时，他们面对的是成本和效益之间的权衡，并相应地进行利益最大化的选择。换句话说，消费者需要支付大量的费用来获得技术创新的好处，如节约用水和节约能源(Kreps, 1990)。然而，Sammer 和 Wüstenhagen(2006)研究发现，大多数消费者在使用这些产品过程中都低估了滚筒式洗衣机的节水和节能潜力。Fan 等(2014)也发现了类似的结果，他的研究发现，大多数居民会低估他们自身的实际用水量，而这正是居民采取节水行为的主要障碍。因此，应通过政府补贴来降低这些电器的价格和强调它们的节水、节能效益以提升消费者对其潜在收益的正确预期。然而，向滚筒式洗衣机提供补贴将给发展中国家如中国和印度带来沉重的财政负担。目前中国对节能和节水家电的补贴已达 42 亿美元，但这种补贴只能使一些节水或节能产品的价格下降不到 10% (Wang, 2017)。因此，目前节水和节能电器价格仍然远高于普通常规的电器。

相对于滚筒式洗衣机过高的价格，促进节水、节能信息的透明度可以大大提高消费者对这些电器的节水效率或节能效益的正确认识和积极感知。如果没有用水信息的透明，消费者往往会怀疑滚筒式洗衣机是否真的比波轮式洗衣机节水(Wroclawski,2014)。然而，研究发现，大多数消费者缺乏对这种信息的认知，尤其是水价和水费。水费透明度低(Fan et al., 2013)和水、电费占家庭总收入的比例过低被认为是当前节水、节能型器具使用率低的主要原因。此外，消费者在选择滚筒式洗衣机和波轮式洗衣机时也面临着利益的权衡，然而当前滚筒式洗衣机给消费者呈现的信息为"黑箱"，滚筒式洗衣机的节水、节能的性能无法进行有效的、直观的展示；消费者在购买前也无法在商场内试用，因此无法直观地观察到滚筒式洗衣机的节水、节能性能。如果不经过一段时间的试用，人们就无法准确地认识到滚筒式洗衣机的节水、节能优点(Hustvedt et al., 2013)。因此，易于获得足够的洗衣机商品性能信息需要引起重视。

电器标签向消费者提供了产品的关键信息，这些信息是消费者选择与比较类似产品性能的主要依据。在我国，洗衣机必须使用能源标签，研究发现，大多数消费者注意到了洗衣机上的能源标签，但由于消费者知识所限，对这些能源标签上的信息无法有效理解。同时，这些标签大多数使用专业术语，使呈现的信息晦涩难懂。对于那些平均只接受过初中教育水平的消费者来说更是难以理解。因此，在洗衣机商品的能源标签上应尽可能避免专业术语。

洗衣机商品的能源利用效率的呈现也是滚筒式洗衣机推广的另一个障碍。目前我国洗衣机的能源利用效率分为 5 级，然而 95% 以上的家电能源利用效率集中在 3 级内。在瑞士也有类似的发现，在那里 80%的产品是 A 级的(Sammer and Wüstenhagen, 2006)。Shen 和 Saijo(2009)研究发现，清晰的节能效率分级标签可以为消费者提供更加明确的信息，从而促进消费者根据自己的节能预期来选择电器。Teisl 等(2008)分析了能源标签与美国消费者之间的相互作用，发现消费者对产品信息的信任度主要取决于标签上的信息数量和质量。良好的能源分级标签在提供大量产品信息的同时，也可以获得消费者的高度信任。因此，必须实施差异化和清晰信息的能源利用效率新等级，为消费者购买节水型洗衣机提供足够的信息和激励。同时，其他标签，如节水等级标签可以为洗衣机耗水量和节水量提供有益的信息补充。

洗衣机销售人员提供的信息可以引导消费者选择节水型洗衣机，提高他们的节水知识和节水意识(Long and Wang, 2011)。在某些情况下，销售人员的介绍是受教育程度较低、知识水平较低的消费者获取信息的唯一来源。然而，这些销售人员在销售过程中，往往会因为利益驱使、知识缺乏和节水意识低等因素，难以提供有效、准确的信息，这些也造成了顾客与销售人员之间的不信任(Karnouskos, 2013)。我们的研究发现，滚筒式洗衣机的节水功能在销售人员向消费者推销洗衣机时往往被忽视。因此，对销售人员进行有效的教育和监督是促进顾客选择滚筒式洗衣机的另一途径。

此外，邻居、朋友和当地社区在消费者对洗衣机的选择上也扮演着重要的角色。Fan 等(2015)发现消费者更信任来自邻居或当地社区提供的信息，而不是来自销售人员提供的信息，这是因为消费者与邻居、社区之间没有经济利益关系。同时，邻居、朋友和当地社区也是社会准则的主要组成部分(Lapinski and Rimal, 2005)。因此，由邻居、朋友和当地社区广泛参与的社会准则，已经被证实是影响个体绿色消费行为的主要因素(Cialdini, 2003)。然而，本章研究发现当地社区是节水型洗衣机最少的信息来源。

媒体为消费者提供了一个有效的交流渠道，方便消费者获取更多的洗衣机信息，消费者容易接触到这些信息源是很重要的。我们发现那些积极咨询电子商务和制造商网站的消费者倾向于购买滚筒式洗衣机。与年长的消费者相比，年轻的消费者很容易从各种渠道获得产品信息，包括网站、电视和报纸，因为他们受过良好的教育，渴望知识，愿意尝试新的生活方式(Yeaton, 2008)。Kanchanapibul 等(2014)发现，年轻消费者可以很容易地从电子商务和制造商网站上获取详细的产品信息，并在他们购买产品时使用这些信息。相比之下，年龄较大、受教育程度较低的消费者主要依靠电视、广播和报纸等传统媒体渠道。传统媒体提供的有限和粗糙的信息阻碍了老龄消费者选择滚筒式洗衣机。因此，社区和传统媒体需要扩大信息渠道，提供有效而详细的信息，从而推动老龄消费者购买滚筒式洗衣机。

9.6 建议与策略

由研究结果可知，顾客选择节水型洗衣机的主要影响因素有年龄、受教育程度、家庭经济水平、对节水器具的认知、对节水器具的偏好和环保意识等。因此，应根据上述结果从政府部门、企业、社区等角度提出相应的对策。

9.6.1 政府及相关部门

政府及相关水资源管理部门在普及节水器具、促进节水行为过程中应起主导作用。应充分发挥政府的经济调节、公共服务、市场监管和社会管理职能。通过市场、政策、宣传与监督等手段，多角度普及节水器具，激励居民购买行为，如下所述：

(1) 适当提高水费的透明度，并采取一定的节水器具购买激励措施。节水器具普遍比一般用水器具昂贵，且相对于较低的水费，市民对节水器具商品的价格感知更为强烈；同时，消费者又对节水器具的节水指标缺乏足够的信息，这些均阻碍了对节水器具的选择动机。目前我国自来水水价偏低，市民选择节水器具很可能无法收回经济成本，而通过适当提高水价使水费透明化(如改革缴付水费制度、改装水表、采用更清晰化的水费账单等)、相关的激励政策出台，将提高消费者的购买积极性。

(2) 加强相关知识的宣传教育。相关部门可以开设多种渠道(如新闻媒体报道、宣传教育活动、专家宣讲等)，使居民对这类知识有更多、更全面的了解，特别是提高居民的环境忧患意识、环境保护责任感等。消费者只有经历知晓、了解、喜欢、偏好阶段后才能最终形成消费行为。消费者对节水器具了解越多，认知程度也会越高，也更容易促进节水行为，有助于市民选择购买节水器具。

(3) 加大对节水技术的政策支持。加大对研发节水技术的相关企业给予政策上的支持和经费补贴；对于研发的相关产品进行技术认证、知识产权保护、大力推广服务。

(4) 完善监督机制。消费者在选购时对产品的技术和指标会有一定的疑虑，可通过成立第三方监督机制，保证企业、产品、指标信息的可信度。作为第三方监督机制对产品指标和产品认证进行监督和规范，方便消费者获取和理解相关信息。

9.6.2 企业

企业是从事生产、流通、服务等经济活动，以生产或服务满足社会需要，实行自主经营、独立核算、依法设立的一种营利性的经济组织。企业的功能既有服务社会功能又有满足自身营利需要。在当前推进节能减排、建设节水型社会的时代背景下,节水器具生产与销售企业不但是推动节水器具技术革新的主要力量,更应该是节水器具的销售与流通的直接承担者。因此,节水器具的生产与销售企业应从以下几个方面来实现二者的有机统一:

(1) 更新标签的设计,使能耗信息差异性更加清晰。消费者在选购过程中一般会注意到能效标签,但对于标签上的具体信息就很模糊,这可能是因为能效标签上信息的表达不够直接和清晰,如耗水量信息只有很小的一行字,难以引起消费者重视,所以需要对节水信息的视觉传达做出相应改进。消费者购买节水器具时,要能让他们感受到自己的行为究竟能节约多少水、能否在一定程度上改善或者能缓解水资源短缺压力。因此,采用有效的、更为清晰的信息标签有助于增强消费者的购买意愿。

(2) 广告宣传,提升消费者对节水器具的认可度和信任度。当前,部分企业营销的手段存在夸大现象,不实的广告宣传难以获得消费者的信赖。因此,企业要做的不是怎样快速拉拢消费者,而是培养企业公信度,真心诚意地让消费者了解节水器具商品,培养消费者的绿色、低碳消费习惯。在广告制作上增加节水性能的宣传,开展一些与节水相关的主题宣传活动等都是行之有效的策略。

(3) 产品的设计与制作要符合消费者的需求与偏好。企业在产品更新换代时应注重产品节能、节水新技术,产品绿色健康和产品外观设计方面的提升,在产品上市推广时也应依据当地消费者的需求与偏好做出相应的产品调整。

(4) 加强销售人员培训,提升销售人员对节水指标的认知。消费者对洗衣机的节水信息不了解、不关注现象的部分原因是销售人员对节水指标缺乏有效的介绍。因此,企业应该增强对销售人员的培训,提升销售人员的节水意识和对节水、节能性能的讲解能力。

9.6.3　社区组织

社区是基层组织中最重要的组织形式,是社会成员获取公共服务与信息交流的重要场所,也是开展节水、节能环保宣传,树立低碳生活理念,普及节能科技,推进公众参与节水行动工作的主阵地。因此,基层社区应从以下两个方面来促进节水器具购买与使用:

(1) 强化社区的宣传作用,提高居民的社会责任意识和环境保护意识。社区管理者要多组织相关的宣传教育活动,让居民认识到当前水资源利用与短缺现状,提高居民的节水、节能和环境保护意识。对于社区中的家庭主妇和老年人群可有针对性地采取一些节水器具宣传讲座等活动,提高他们对节水器具的认知能力,使其真切地感受到节水型洗衣机给他们带来的好处,同时还能缓解当地的供水压力,从而提升当地居民对节水器具的认可度。

(2) 发挥榜样的力量来推动节水器具的购买行为。由研究结果可知,高学历、高收入、较年轻的人群更倾向于购买节水器具产品,这些群体本身消费潜力大,且有较高的环境素养,传播节能知识的意愿相对较强,因此可以选择在街区、社区、高校、单位等开展节水器具、低碳节能生活方面的专题宣传活动。居民在选择节水器具时很容易受到周边人的影响,让这些"榜样"向周围人群传达出更多节水产品信息,使得开展节水行为、购买节水型产品成为一种良好社会风气。

9.7　小　　结

采用节水器具是降低家庭生活用水量和缓解水资源短缺的有效手段,目前洗衣用水约占家庭室内用水量的20%。通过鼓励消费者购买节水型洗衣机(滚筒式洗衣机)可以有效地减少家庭室内用水需求,促进节约用水。研究发现,除了节水型洗衣机价格高以外,公众节水意识缺乏、节水与节能效率中的"黑箱"、标签信息晦涩难懂、沟通不畅等问题均是消费者选择节水型洗衣机的主要阻碍因素。因此,通过提高水费的透明度,采取节水器具购买激励措施,加大对节水技术的政策支持;开展以社区为基础的教育和宣传活动;采用清晰、可读的洗衣机标签信息以及加强销售人员培训和完善企业产品监督体系等措施,可有效地促进消费者对节水型洗衣机(滚筒式洗衣机)的购买行为。

第 10 章　农村生活用水量驱动因素
及模型构建

随着农村经济和居民生活水平的提高,农村生活用水量呈现不断增长的趋势,农村饮水安全与供给面临越来越大的压力。为了适应农村不断增长的用水需求,我国实施了一系列管理措施来保障居民生活用水供给安全,其中包括用水流量计费,以及前述章节讨论的间歇式供水方式、节水行为等;与此同时,也对农村居民生活用水进行了系统的规划。

然而,目前农村居民生活用水规划多采用定额法,供水量确定的依据简单,不能反映农村居民的实际用水量,存在着众多不合理的人为因素。因此,亟须根据我国农村用水实际,寻找家庭生活用水的驱动因素,建立生活用水量模型,合理确定农村用水量。

在以往的研究中,对影响家庭生活用水因素进行了一定的探讨,如刘家宏等(2013)认为收入水平和气候因素是影响居民生活用水的主要因素;同时,Nyong和 Kanaroglou(2001)则认为除了气候因素以外,居民的习俗与文化传统也是影响家庭用水的主导因素。Willis 等(2011)通过居民节水行为的观察,认为居民节水意识强弱也将是影响家庭用水的主导因素之一。澳大利亚肖海尔(Shoalhaven)地区研究表明,环境意识、社会参与、家庭特征(收入、年龄结构和受教育程度)等均对家庭用水行为与用水量有重要影响(Gregory and Leo, 2003)。明确家庭用水行为及其影响因素,是开展节水行为、制定有效的用水管理政策的基石(孙勇, 2008;刘家宏等, 2013)。

基于对上述研究的认识,本章以渭河流域关中农村地区农户家庭调查数据为基础,分析并确定农村居民生活用水行为驱动因子,建立农村居民生活用水量模型,为当地制定合理的水资源规划以及农村水资源政策提供参考。

10.1　资料收集与处理

10.1.1　因素选择

居民实际用水行为是多因素综合作用的结果,这些因素涉及户主特征、水价、家庭收入、住房特点、节水意识与行为等。户主特征首先影响着家庭用水行为,如老年群体由于环保意识落后而形成大量的浪费水行为；相对于男性，妇女往往是家庭用水的主体，性别因素也是影响家庭用水的重要因素；高收入人群往往具有良好的教育背景，其环境保护意识强，节水行为表现明显。除此之外，水价也对家庭生活用水具有一定影响，尽管目前尚不清楚是出于价格自身因素，还是因为价格、水量账单出现，凸显水资源重要性，并进一步影响个人节水行为。

相对于室内用水(厨房、洗浴、洗衣、个人卫生等)，室外用水(花园、菜地、庭院清扫等)更依赖于外部环境条件，其用水更具有随意性，相应的菜地价值、个人喜好、节水行为等对其用水影响更加显著(Syme et al., 1991)。而室内用水则更多受户主年龄结构、受教育程度以及室内用水器具(低速蓬头、洗衣机使用等)的影响。因此，针对渭河流域农村地区生活用水现状(Fan et al., 2013)，设定了家庭特征(HC)、节水行为(WP)和室内用水器具(WAA)等4大要素、14个指标的问卷，其中节水行为(WP)指标引自于表8-2，细分为室内节水行为(IWCP)和室外节水行为(OWCP)(表10-1)。

表 10-1　家庭室内用水与室外用水的主要影响因素

要素	指标	参考文献
家庭特征(HC)	户主性别(HHS)	Keshavarzi 等(2006)
	户主年龄(HHA)	Martin(1999)
	户主受教育程度(HHE)	Loh 和 Coghlan(2003)
	家庭净人口(NFS)	Keshavarzi 等(2006)
	家庭年收入(HI)	Jorgensen 等(2009)
节水行为(WP)	室内节水行为(IWCP)	详见表 8-2(WCP1～WCP7)
	室外节水行为(OWCP)	详见表 8-2(WCP8～WCP11)
室内用水器具(WAA)	洗衣机(WM)	Jorgensen 等(2009)
	太阳能热水器(SWH)	Shove 等(2010)
	洗澡间(BR)	Renwick 和 Archibald(1998)，Shove 等(2010)
其他(OTH)	水价(PW)	Campbell 等(2004)
	菜地面积(GVA)	Keshavarzi 等(2006)
	家畜数量(LVS)	Munn 等(2013)
	庭院面积(YA)	Victorian Government(2004)

10.1.2　资料收集

问卷设计、调查方法详见 6.1 节资料收集与处理。

10.1.3　数据处理

所有的调查数据均采用 SPSS15.0 软件进行预处理。由前面章节可知，居民节水行为(WP)问卷内部一致性 Cronbach α 系数高，均远大于 0.7(张虎和田茂峰，2007)(表 6-8)，因此采用问卷内指标的均值作为居民节水行为(WP)的变量值(表 10-2)。同时在上述处理基础上，分别对影响室内、室外用水因素进行相关分析。由于变量之间同时也可能存在着交互作用，其影响结果可能远远超过单个变量的贡献(Saltelli et al., 2004；Cyprien and Kumar, 2011)。采用通径分析可以揭示影响家庭节水行为主要因素的直接和间接作用。其中，通径分析运用 DPS v3.0 软件进行分析处理。通径分析为分离变量直接和间接作用、测定变量的重要性提供了有效的方法(Guler et al., 2001；Wardell et al., 2012)。基于这个原因，它与灵敏度分析(SA)的傅里叶幅度敏感性检验(FAST)方法类似，该方法已广泛应用于社会和行为学研究领域(Woods et al., 2003；Jacob et al., 2013)，如能源消费(Yu et al., 2012)、药物使用(Avants et al., 2000)以及营养摄入(Lockie et al., 2004)等。最后对影响家庭生活用水量主导因素进行逐步回归分析，构建室内、室外与家庭用水总量方程，其中 $p<0.05$ 表示显著相关，$p<0.01$ 表示极显著相关。在模型构建中 582 个样本用于模型构建，194 个样本用于模型验证。

表 10-2　家庭室内用水与室外用水的主要影响因素(n=776)

要素	指标	均值	标准差	最小值	最大值
家庭特征(HC)	户主性别(HHS)	1.76	0.43	1.00	2.00
	户主年龄(HHA)	49.05	13.59	26.00	62.00
	户主受教育程度(HHE)	9.27	2.89	5.00	14.00
	家庭净人口(NFS)	3.23	1.18	1.00	8.00
	家庭年收入(HI)/10^3 元	37.00	0.490	0.760	85.00
节水行为(WP)	室内节水行为(IWCP)	3.96	1.21	1	5
	室外节水行为(OWCP)	4.05	1.27	1	5
室内用水器具(WAA)	洗衣机(WM)	0.97	0.17	0.00	1.00
	太阳能热水器(SWH)	0.22	0.41	0.00	1.00
	洗澡间(BR)	0.75	0.50	0.00	1.00
其他(OTH)	水价(PW)/(元/m^3)	1.80	0.57	0	3.00
	菜地面积(GVA)/m^3	32.53	11.21	0	110.00
	家畜数量(LVS)/头	1.15	0.55	0	5.00
	庭院面积(YA)/m^3	48.37	7.12	30.00	70.00

10.2　生活用水模型构建

10.2.1　模型原理

家庭人均生活用水量作为因变量 y 与若干个影响用水行为的自变量 X_i 之间的函数关系可以表达为

$$y = \beta_0 + \beta_1 X_1 + \beta_2 X_2 + \cdots + \beta_n X_n + \varepsilon \tag{10-1}$$

其中，β_0 为常数，β_1、β_2 和 β_n 为回归系数，ε 为随机数。

若有 k 组样本数据，则对于每一组问卷调查值 y 与自变量 x 之间的关系为

$$\begin{cases} y_1 = \beta_0 + \beta_1 X_{11} + \beta_2 X_{12} + \cdots + \beta_n X_{1n} \\ y_2 = \beta_0 + \beta_1 X_{21} + \beta_2 X_{22} + \cdots + \beta_n X_{2n} \\ \qquad\qquad\qquad \vdots \\ y_k = \beta_0 + \beta_1 X_{k1} + \beta_2 X_{k2} + \cdots + \beta_n X_{kn} \end{cases} \tag{10-2}$$

$$令\ Y = \begin{bmatrix} y_1 \\ y_2 \\ \vdots \\ y_k \end{bmatrix}, \quad X = \begin{bmatrix} 1 & x_{11} & \cdots & x_{1n} \\ 1 & x_{21} & \cdots & x_{2n} \\ \vdots & \vdots & & \vdots \\ 1 & x_{k1} & \cdots & x_{kn} \end{bmatrix}, \quad B = \begin{bmatrix} \beta_1 \\ \beta_2 \\ \vdots \\ \beta_n \end{bmatrix}, \quad 则\ Y = BX。$$

10.2.2　模型检验与评价

1. 参数确定与检验

(1) 回归参数确定。模型参数估计采用最小二乘法，求解当 y(测定值)与 $\hat{y}$(模型估计值)之间离差平方和 $\min \sum\limits_{i=1}^{n}(y_i - \hat{y}_i)$ 为最小时的参数 b_i。

(2) 模型拟合度 R^2。R^2 通常称为判定系数，表达了模型中所有自变量对模型的总贡献量：

$$R^2 = \frac{\sum\limits_{i=1}^{n}(\hat{y}_i - \overline{y})^2}{\sum\limits_{i=1}^{n}(y_i - \overline{y})^2} = 1 - \frac{\sum\limits_{i=1}^{n}(y_i - \hat{y}_i)^2}{\sum\limits_{i=1}^{n}(y_i - \overline{y})^2} \tag{10-3}$$

R^2 属于[0,1]，R^2 越大，模型预测效果越好。

(3) 回归系数显著性检验(F 检验)。

$$F = \frac{\sum_{i=1}^{n}(y_i - \overline{y})^2 / j}{\sum_{i=1}^{n}(y_i - \hat{y}_i)^2 / (k - n - 1)} \qquad (10\text{-}4)$$

其中，k 为样本数；n 为自变量数；F 服从 $(n, j - n - 1)$ 个自由度的 F 分布。

F 值反映了自变量与因变量之间是否具有显著线性关系，根据 F 值可获得对应的 P 值。

2. 模型适宜性检验

(1) 相对误差 E：

$$E = \left| \frac{V_k - V_i}{V_k} \right| \times 100\% \qquad (10\text{-}5)$$

其中，E、V_k 和 V_i 分别为模型相对误差、验证样本值和预测值。

(2) 相关系数 R：相关系数 R 反映了变量之间的相关程度，采用两个变量与其均值离差的积来表达。若以样本验证值与模型预测值作为两个变量，则通过相关系数可以直观地反映模型验证值与预测值之间的相关程度。

(3) Nash-Sutcliffe 效率系数 (M) (林诚二等，2004)。Nash-Sutcliffe 模型效率系数是评价模型预测值与验证值之间相关性的方法，它与 R^2 相似，仅在残差值的计算有所差异：

$$M = 1 - \frac{\sum_{i=1}^{n}(V_k - V_i)^2}{\sum_{i=1}^{n}(V_k - \overline{V})^2} \qquad (10\text{-}6)$$

其中，M 为模型效率系数，M 越趋于 1，模型预测值与验证值越吻合；V_k、V_i 和 $\overline{V}$ 分别为模型验证样本值、预测值以及验证样本值均值。

10.3　结果与分析

10.3.1　生活用水量影响因素相关分析

家庭用水行为分为室内用水行为与室外用水行为，二者在用水结构、器具使用以及用水背景方面不同。为了便于分析，本章将家庭用水量分为室内用水量、室外用水量两类，对其与家庭特征(HC)、节水行为(WP)、室内用水器具(WAA)等潜在影响因素(室内 10 个，室外 10 个)进行相关性分析。

通过室内用水与其潜在影响因素 Pearson 相关性分析可知，相对于第 4 章中所述的家庭净人口(NFS)、太阳能热水器(SWH)、家庭年收入(HI)等因素与用水量显著相关外，影响家庭室内用水量的主要因素分别为家庭净人口(NFS)、太阳能热水器(SWH)、户主年龄(HHA)、家庭年收入(HI)以及室内节水行为(IWCP)。其中家庭净人口(NFS，$r=-0.270$，$p<0.01$)和户主年龄(HHA，$r=-0.182$，$p<0.01$)与室内用水量呈极显著负相关，而太阳能热水器(SWH，$r=0.225$，$p<0.01$)与室内用水量呈极显著正相关。居民室内节水行为(IWCP)和户主年龄(HHA)因素也对室内用水量产生一定的影响；而水价(PW)、洗衣机(WM)等因素与室内用水量无显著相关(表 10-3)。

表 10-3　室内用水影响因素 Pearson 相关性分析($n=776$)

	TIWC	HHS	HHA	HHE	NFS	HI	PW	IWCP	WM	SWH	BR
TIWC	1										
HHS	−0.007	1									
HHA	−0.182**	0.047	1								
HHE	0.054	−0.048	−0.052	1							
NFS	−0.270**	0.045	0.031	0.046	1						
HI	0.086*	0.027	−0.044	0.017	0.035	1					
PW	−0.037	−0.041	0.047	−0.027	0.043	−0.036	1				
IWCP	−0.078*	−0.039	−0.136**	0.047	0.027	−0.064	0.033	1			
WM	−0.060	−0.027	−0.108**	0.074*	−0.048	0.052	−0.038	−0.061	1		
SWH	0.225**	0.024	−0.126**	0.082*	0.034	0.072*	−0.033	−0.022	0.028	1	
BR	0.032	0.026	−0.041	0.039	−0.050	0.046	−0.039	0.042	0.035	−0.031	1

注：TIWC 为室内用水量；家庭净人口(NFS)指家庭成员总人口数减去每年离家超过 8 个月的家庭成员数；户主性别(HHS)中，男性=1，女性=2。

*和**分别表示显著水平在 $p<0.05$ 与 $p<0.01$。

家庭室外用水量除了受户主年龄(HHA，$r=0.088$，$p<0.05$)、家庭净人口(NFS，$r=0.095$，$p<0.05$)影响之外，相对于室内用水量，室外用水量更多地受菜地面积(GVA，$r=0.261$，$p<0.01$)、水价(PW，$r=-0.122$，$p<0.01$)和室外节水活动(OWCP，$r=-0.248$，$p<0.01$)影响。其中水价(PW)和室外节水行为(OWCP)与室外用水量呈极显著负相关。由于室外用水的不确定性和随意性，价格因素调节与居民节水活动开展是当地居民减少室外用水量的主要影响因素(表 10-4)。

表 10-4　室外用水影响因素 Pearson 相关性分析(n=776)

	TOWC	PW	HHS	HHA	HHE	NFS	HI	LVS	GVA	YA	OWCP
TOWC	1										
PW	−0.122**	1									
HHS	−0.011	0.045	1								
HHA	0.088*	0.039	−0.124**	1							
HHE	0.059	−0.185**	0.024	0.404**	1						
NFS	0.095*	0.014	0.061	0.076*	−0.089*	1					
HI	0.062	0.047	−0.005	−0.088*	−0.019	−0.187**	1				
LVS	0.057	−0.069	−0.016	0.043	0.046	−0.052	0.091*	1			
GVA	0.261**	−0.067	−0.089*	−0.048	−0.183**	−0.079*	0.010	0.063	1		
YA	0.037	0.036	−0.060	0.128**	0.174**	−0.028	0.008	−0.037	−0.056	1	
OWCP	−0.248**	0.116**	0.054	0.206**	−0.019	−0.034	−0.213**	0.071	0.086*	−0.063	1

注：TOWC 为室外用水量。

10.3.2　生活用水量影响因素通径分析

在室内、室外用水量与其潜在影响因素相关分析的基础上，分别对室内、室外用水量有显著影响的关键因素(室内有 HHA、NFS、HI、IWCP 和 SWH，室外有 PW、HHA、NFS、GVA 和 OWCP)进行通径分析，进一步揭示各关键因素之间的内在关系。通径分析结果表明，室内用水量的最直接作用因素为家庭净人口 (NFS)(直接作用系数(DPC)=−0.231)，其次分别为太阳能热水器(SWH) (DPC=0.202)、户主年龄(HHA)(DPC=−0.097)。室内节水行为(IWCP)对用水量的直接影响有限(DPC=−0.046)，表明在渭河流域农村地区节水行为对室内用水量的影响较小，需要进一步加大室内节水力度和深度。家庭年收入(HI)除了对室内用水量具有直接影响(DPC=0.057)，还通过影响家庭用水器具的使用如太阳能热水器(SWH)而对室内用水行为产生间接影响(间接作用系数(IDPC)=0.202)。在室内用水间接影响因素中，户主年龄(HHA)的间接影响最大，主要通过影响室内节水行为(IWCP)和家庭用水器具如太阳能热水器(SWH)的使用来间接作用于室内用水，间接作用系数分别为−0.035 和−0.029(图 10-1)。

相对于家庭净人口(NFS)和家庭年收入(HI)，农村家庭室外用水量更多地受室外节水行为(OWCP)(DPC=−0.202)、菜地面积(GVA)(DPC=0.191)和水价(PW)(DPC=−0.087)的直接影响，其中水价(PW)还通过作用居民室外节水行为(OWCP)来间接对用水量产生影响(IDPC=0.015)。除水价(PW)因素的影响以外，户主年龄(HHA)也影响着室外节水行为(OWCP)，并通过其间接影响着室外用水量(IDPC=0.038)，表明老龄人群在日常生活中更易进行节水行为(图 10-2)。

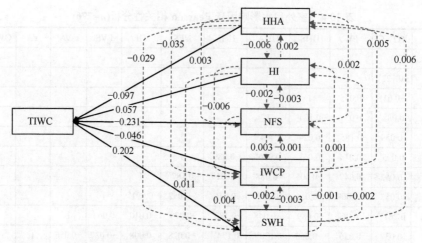

图 10-1　影响室内用水量的 5 个关键因素的通径分析(图中实线表示直接影响；
虚线表示间接影响；箭头指向变量为应变量，下同)

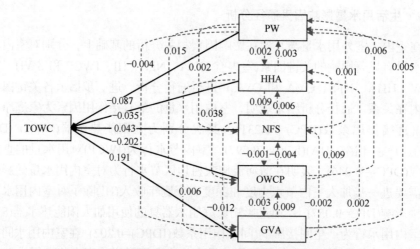

图 10-2　影响室外用水量的 5 个关键因素的通径分析

10.3.3　生活用水量回归分析与检验

1) 生活用水量模型构建

由前面 Pearson 和通径分析可知，各有 5 个关键因子分别对室内用水量、室外用水量有显著影响。因此，将上述关键因子作为自变量与家庭用水量进行逐步回归分析，随机抽取了 582 份问卷样本进行模型构建。结果表明，家庭净人口(NFS)、太阳能热水器(SWH)以及户主年龄(HHA)是决定室内用水量的主要因素(表 10-5)；菜地面积(GVA)和室外节水行为(OWCP)是决定室外用水量的主要因素

(表 10-6)。由此渭河流域农村地区家庭生活用水方程如下。

人均室内生活用水量为

$$TIWC=14.69SWH-7.44NFS-0.20HHA+68.80 \qquad (10-7)$$

人均室外生活用水量为

$$TOWC=0.61GVA-8.24OWCP+46.20 \qquad (10-8)$$

回归方程的复相关系数分别为 0.673(TIWC)和 0.525(TOWC)。

表 10-5　家庭室内用水量与各因子的逐步回归分析(582 份)

变量	回归方程	R	R^2	R^2 改变量	F	显著性水平
家庭净人口(NFS)	$TIWC_1=-7.31^{**}NFS+65.01^{**}$	0.497	0.233	0.233	66.911	0.000
太阳能热水器(SWH)	$TIWC_2=14.62^{**}SWH-7.53^{**}NFS+62.92^{**}$	0.661	0.436	0.203	62.077	0.000
户主年龄(HHA)	$TIWC=14.69^{**}SWH-7.44^{**}NFS-0.20^{*}HHA+68.80^{**}$	0.673	0.453	0.017	49.382	0.000

*和**分别表示显著性在 $p<0.05$ 与 $p<0.01$ 水平，下同。

表 10-6　家庭室外用水量与各因子的逐步回归分析(582 份)

变量	回归方程	R	R^2	R^2 改变量	F	显著性水平
菜地面积(GVA)	$TOWC_1=0.56^{**}GVA+22.87^{**}$	0.393	0.154	0.154	71.085	0.000
室外节水行为(OWCP)	$TOWC=0.61^{**}GVA-8.24^{*}OWCP+46.20^{**}$	0.525	0.276	0.122	40.515	0.000

在方程显著性检验中，F 检验是方程显著性检验的一个重要标志，相对于对相关系数的显著性检验，F 检验更为有效，更能反映模型的显著性。因此，研究中采用 F 检验法对回归模型进行显著性验证。结果显示式(10-7)、式(10-8)的 F 值分别为 49.382 和 40.515，且 p 值均小于 0.01，表示模型回归均极显著。同时，将家庭人均总生活用水量(TWC)与影响室内、室外用水量的主导因子进行回归分析，可知总用水量则是由家庭净人口(NFS)、菜地面积(GVA)、太阳能热水器(SWH)、室外节水行为(OWCP)以及家庭年收入(HI)综合决定的(表 10-7)，获得人均总生活用水量方程为

$$TWC=-5.84NFS+0.66GVA+12.95SWH-4.03OWCP-0.22HHA+91.52 \qquad (10-9)$$

方程复相关系数为 $R=0.603$，F 值为 20.032，$p<0.01$，模型回归显著。

表 10-7　家庭总用水量与各因子的逐步回归分析(582 份)

变量	回归方程	R	R^2	R^2改变量	F	显著性水平
家庭净人口 (NFS)	$TWC_1=-5.86^{**}\ NFS+88.01^{**}$	0.324	0.105	0.105	26.545	0.000
菜地面积(GVA)	$TWC_2=-6.23^{**}NFS+0.43GVA^{**}+78.17^{**}$	0.450	0.203	0.098	26.443	0.000
太阳能热水器 (SWH)	$TWC_3=-6.45^{**}NFS+0.47^{**}GVA+12.25^{**}SWH+74.40^{**}$	0.538	0.290	0.087	25.962	0.000
室外节水行为 (OWCP)	$TWC_4=-6.05^{**}NFS+0.62^{**}GVA+13.10^{**}SWH-4.46^{*}OWCP+87.55^{**}$	0.576	0.332	0.042	22.533	0.000
户主年龄(HHA)	$TWC=-5.84^{**}NFS+0.66^{**}GVA+12.95^{**}SWH-4.03^{*}OWCP-0.22HHA^{*}+91.52^{**}$	0.603	0.364	0.032	20.032	0.000

2) 生活用水量模型检验

使用余下的 194 份样本数据用于生活用水量模型验证,为了直观地反映模型拟合质量,做出验证样本值和模型预测值散点图(图 10-3),由图 10-3(b)、(d)、(f)可知,3 个模型的验证样点均落在模型对角线周边,表明模型的拟合值和观测值吻合度高。

同时,为了进一步验证模型的适宜性,采用模拟值与验证值的相对误差 E、Nash-Sutcliffe 效率系数 M 以及复相关系数 R^2 来检验。其中,相对误差 E 检验阈值,针对研究对象的不同,差异较大,如±20%、±10%和±5%(钱光兴和崔东文,2012)。本章研究参照国内相关文献,将相对误差允许值设定为±10%;Nash-Sutcliffe 效率系数 M 数值在[0,1]区间,多数文献以 $M>0.5$ 作为模型可接受阈值(赵传成等,2011),本章研究中若模型满足上述条件,则可认为该模型达到要求。

模型验证结果显示,模型的相对误差 E 分别为 5.3%(TIWC)、8.4%(TOWC)和7.4%(TWC),均低于 10%的误差阈值,满足精度需要。Nash-Sutcliffe 效率系数 M分别为 0.8743(TIWC)、0.8224(TOWC)和 0.8563(TWC),Nash-Sutcliffe 效率系数$M>0.5$;同时模型预测值与验证值拟合度高,R^2 均大于 0.7;模型各项指标均符合要求,可信度高(表 10-8)。

表 10-8　生活用水量模型适宜性评价结果

生活用水量模型	相对误差 E/%	R^2	Nash-Sutcliffe 效率系数 M
TIWC	5.3	0.8933	0.8743
TOWC	8.4	0.8387	0.8224
TWC	7.4	0.8719	0.8563

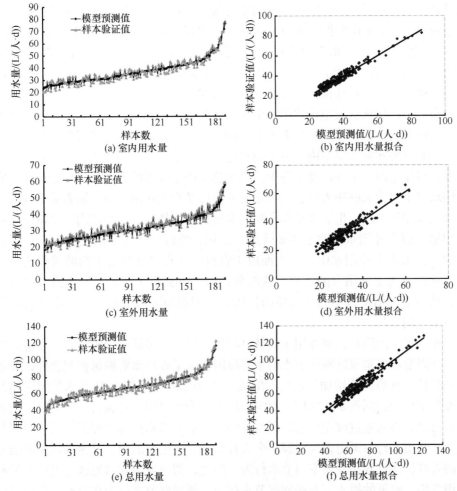

图 10-3　家庭生活用水量模型预测值与验证值分布特征

10.4　讨　　论

对家庭用水行为驱动因素研究有助于制定科学的管理政策，引导居民用水行为并实现节约用水。本章研究显示渭河流域农村地区生活用水可分为室内用水和室外用水，其中影响室内用水的因素有家庭净人口(NFS)、太阳能热水器(SWH)、户主年龄(HHA)、家庭年收入(HI)以及室内节水行为(IWCP)，室外用水影响因素有户主年龄(HHA)、家庭净人口(NFS)、菜地面积(GVA)、水价(PW)和室外节水行为(OWCP)。二者在家庭净人口(NFS)、户主年龄(HHA)上的影响相似，主要表现为随着家庭净人口(NFS)的增加，虽然家庭总用水量有所增加，但因人口数的增加而导致人均用水量减少。同时，在用水行为上，相对于年轻人群，老龄人群用水量较低，容易表现出节水行为。主要原因在于老龄人群因长期受自然因素(如干旱、降雨量减少等)以及供水系统薄弱引起的水资源短缺影响而形成节水习惯，这种因历史用水行为而形成的节水习惯，很难在短时间内因家庭用水压力缓解而发生改变，因此老龄人群往往保持着原有的节水习惯。

家庭生活用水量模型构建中，由于往往无法获得影响家庭用水消费的所有因素，所建立的生活用水量模型丢失了大量的变量，无法有效地解释实际的用水行为；因此需要掌握大量室内、室外用水行为，节水行为等用水消费参数以及相关数据。对比室内、室外以及家庭生活用水总量的主要影响因素及其模型可知，室内用水量主要受家庭净人口、太阳能热水器以及户主年龄影响。随着关中地区家庭净人口逐年下降、生活水平提高和用水器具广泛使用，人均室内用水量将会持续增加。而室外用水量除了主要受菜地面积影响以外，还受居民节水行为因素影响。在未来室外用水中，一方面由于农村菜地在家庭日常生活的重要地位，其将继续成为室外用水的主要组成部分；另一方面由于开展家庭生活节水行为将在减少室外用水量中起到重要的作用，表明渭河流域农村生活用水具有很大的节水空间。

相对于室内用水，室外用水因其具有用水量大、灵活多变等特点，环境保护与经济因素都将是家庭室外节水的主要原因。除了提高水资源保护观念外，节水带来的社会环境价值增加与水费支出减少(对节水结果预期)，以及水价因素均对室外节水行为起到重要的作用。而室内用水行为相对固定并拥有一定的稳定用水行为习惯，因而通过改变原有的用水习惯使其进行节水行为需要消耗更多时间与精力，其用水行为则更多地依赖于个人行为的自我控制能力，行为自我控制能力强的人群往往更容易开展室内节水行为。因此，渭河流域农村地区急需加大节水意识宣传、政策的投入，开展深度节水行为，使家庭节水行为在室外、室内用水量的减少中均起重要作用。

10.5　小　　结

本章选取了水价、家庭特征、节水行为和室内用水器具等 14 个因素，运用相关分析、通径分析以及逐步回归分析，对影响渭河流域农村地区生活用水量的潜在因素进行分析，得出如下结论：

(1) 家庭室内用水主要影响因素为家庭净人口(NFS)、太阳能热水器(SWH)、户主年龄(HHA)、家庭年收入(HI)以及室内节水行为(IWCP)；室外用水影响因素为菜地面积(GVA)、室外节水行为(OWCP)、户主年龄(HHA)、家庭净人口(NFS)

和水价(PW)。家庭总生活用水量由家庭净人口(NFS)、菜地面积(GVA)、太阳能热水器(SWH)、室外节水行为(OWCP)和户主年龄(HHA)决定。

(2) 居民节水行为仅对室外用水产生一定影响，而对室内用水量影响有限，表明当前渭河流域农村地区居民的室内节水行为难以转化为相应用水量的减少，需要加大宣传与政策引导力度开展深度节水行为。

(3) 由于对家庭用水行为细节性数据(通常难以量化或难以获取)缺乏，许多影响用水的因素未被涉及，如用水历史、用水习俗等，在未来的研究中需要加大此类问题的研究。

第11章　农村生活用水量预测与管理对策

伴随着我国农村饮水安全工程的建设,农村地区供水方式得到了极大的改善,24h 连续式供水方式将成为农村供水的主体。与此同时, 农村居民的生活用水需求量将相应地增加, 农村用水供给压力依旧严峻。因此, 实现农村饮水安全属于一个庞大的系统工程, 不仅涉及资金、工程技术层面, 更多地涉及价格改革、节水管理、用水行为引导等制度建设。本章对前述各章节影响家庭用水行为因子进行综合分析, 探讨当前渭河流域农村地区生活用水定额及满足情况;并对影响家庭生活用水的主导因子变化趋势进行讨论;并计算 2015~2024 年渭河流域农村地区生活用水量变化趋势, 并基于研究结果为农村地区生活用水管理提出对策。

11.1　农村生活用水量驱动因子综合

通过前述章节对潜在影响家庭生活用水因素综合分析, 得出当前影响渭河流域农村地区生活用水量的因素, 如图 11-1 所示。影响农村生活用水量的因素可分为两大类: 具有显著影响的因子和具有潜在影响的因子。

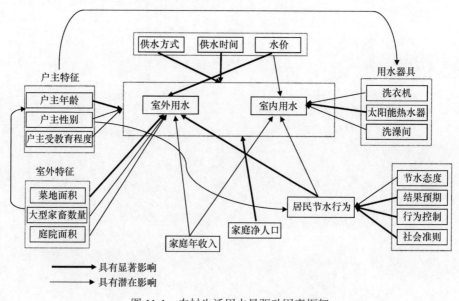

图 11-1　农村生活用水量驱动因素框架

(1) 具有显著影响的因子：供水方式、供水时间、家庭净人口和户主年龄。这些因素无论对室内用水与室外用水都具有显著影响，随着国家农村饮水工程建设与管理制度的完善，供水方式与供水时间将进一步改善。菜地面积对室外用水具有显著影响，太阳能热水器对室内用水具有显著影响。水价和节水行为仅对室外用水产生影响，表明农村地区水价和节水行为尚未对当地居民用水产生深度影响。

(2) 具有潜在影响的因子：室内用水器具如洗衣机与洗澡间虽在农村家庭普及，但由于二者使用频率过低而对室内用水暂时无显著影响，但居民用水习惯的改变、洗澡间设施的完善，将是室内用水增加的主要潜在因素。水价和节水行为对室内用水无显著影响，水价管理制度的完善以及居民节水活动的深入开展将是规范当地居民室内用水行为的主要措施。对于室外用水，因农村居民家畜喂养数量相对稳定，潜在影响室外用水的主要因素为房屋和庭院清扫用水；由于农村居民房屋、庭院多为水泥地面，房屋和庭院清扫将是室外用水量驱动的重要潜在因素。此外，家庭的收入增加将会通过影响用水器具使用、改变居民用水心理等潜在影响整个家庭用水行为。

11.2　未来家庭用水量预测

11.2.1　当前农村生活用水量与用水定额

生活用水定额指居民在进行日常家庭活动中所需的用水量。影响家庭生活用水定额的因素众多，如供水与取水条件、居民生活水平、用水习惯、管理水平等。用水定额的确定在强化供水管理、促进节约用水以及推动水资源合理规划等方面具有重要意义。陕西省 DB 61/T 943—2014《行业用水定额》和《陕西省 2008—2012 年农村饮水工程规划》(陕西城乡供水网，2009)中的居民生活用水定额标准见表 11-1。

表 11-1　陕西省城乡生活用水定额　　(单位：L/(人·d))

类别	城市规模	关中		陕南		陕北	
		2004 年	2010 年	2004 年	2010 年	2004 年	2010 年
城市居民生活用水	大	140	130～160	—	140	—	120
	中	110	120	120	125	—	110
	小	95	100	110	110	95	95
农村生活用水	集中式供水	40～70	70	50～80	80	30～60	60
	分散式取水	25～50	—	25～50	—	25～50	—

数据来源：陕西省《行业用水定额》、《陕西省 2008—2012 年农村饮水工程规划》。

本章研究表明，渭河流域农村地区生活用水供给面临巨大的压力，其中连续式供水方式下的家庭生活用水量略高于目前的用水定额；表明在连续式供水方式下，目前的生活用水定额已不能满足居民因供水方式改善而带来的用水量增加(表 11-2)。

表 11-2　渭河流域农村地区人均生活用水定额满足情况

供水方式	供水时间/h	用水量/(L/d)	用水定额/(L/d)
连续式供水	24	71.4～70.2	40～70
间歇式供水	6	55.9	40～70
	3	45.8	40～70
	1.5	34.7	40～70
	1	33.6	40～70
公共供水点供水	—	46.5	25～50

数据来源：第 3～5 章。

11.2.2　农村生活用水量变化预测

1) 家庭用水行为主导因子发展趋势

由第 10 章研究可知，除了供水方式与供水时间以外，影响家庭用水行为的主要因素有家庭净人口(NFS)、太阳能热水器(SWH)、户主年龄(HHA)、菜地面积(GVA)和室外节水行为(OWCP)。基于对影响用水主导因子变化趋势的预测，可估算出未来渭河流域农村地区家庭生活用水量的变化趋势。由《陕西统计年鉴(1989—2011)》、《中国人口和就业统计年鉴(2000—2010)》、《中国农村统计年鉴(2000—2012)》和《中国环境统计年鉴(2000—2012)》数据测算可知，渭河流域农村地区家庭净人口呈现逐年下降的趋势，由 1989 年的 4.30 人/户下降到 2009 年的 4.04 人/户(图 11-2(a))，由于农村外出务工人口的逐年增加，农村家庭净人口下降剧烈，已由 1989 年的 4.27 人/户下降到 2009 年的 3.16 人/户(图 11-2(b))。与此同时，由于青年人的外出务工，农村家庭年龄结构不合理，趋于老龄化。农村地区的户主年龄已由 1999 年的 44.68 岁上升到 2010 年 48.92 岁，并呈逐渐上升的趋势(图 11-3(a))。太阳能热水器因其经济、舒适，近年来被农村家庭所接纳。我国家庭太阳能热水器使用面积呈现逐年增加的趋势，已由 2000 年的 $11.078 \times 10^6 \text{m}^2$ 剧增到 2010 年的 $62.319 \times 10^6 \text{m}^2$，增加了近 5 倍，表明太阳能在农村潜在空间巨大(图 11-3(b))。农村家庭菜地面积变化不显著，为 $34.8 \sim 37.6 \text{m}^2$(图 11-3(c))。

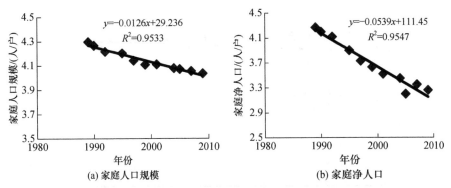

(a) 家庭人口规模

(b) 家庭净人口

图 11-2 渭河流域农村地区家庭人口规模及家庭净人口

数据来源《陕西统计年鉴(1989—2011 年)》、《中国人口和就业统计年鉴(2000—2010 年)》

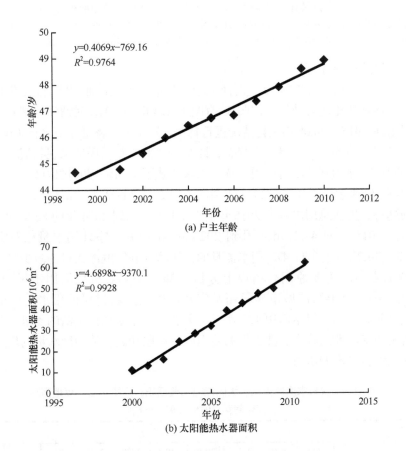

(a) 户主年龄

(b) 太阳能热水器面积

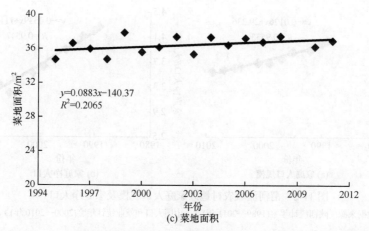

(c) 菜地面积

图 11-3　农村家庭户主年龄、太阳能热水器面积以及菜地面积变化趋势

数据来源:《中国人口和就业统计年鉴(2000—2010)》《中国农村统计年鉴(2000—2012)》《中国环境统计
年鉴(2000—2012)》和《中国统计年鉴(1995—2013)》

2) 家庭用水量预测

基于上述分析,结合 2010 年渭河流域农村地区家庭特征现状信息,依据主要驱动因子逐年变化趋势及线性回归模型(图 11-2 和图 11-3),对渭河流域农村地区上述因子在 2015～2024 年变化情况进行估测(表 11-3)。将室外节水行为(OWCP)的取值参照当前的农村居民节水状态,即基于 2010 年居民节水现状值并参照第 10 章式(10-7)和式(10-8),对使用连续式供水方式下渭河流域农村地区生活用水量进行预测。结果表明,2015～2024 年渭河流域农村地区人均生活用水量呈现逐年上升的趋势,生活总用水量由 2015 年的 77.9L/d 增加到 2024 年的 82.8L/d。室内用水量由 2015 年的 42.1L/d 上升到 2024 年 46.6L/d,室外用水量相对平稳,为 35.8～36.2L/d (图 11-4)。用水器具的使用增加和家庭净人口的减少是室内用水量增加剧烈的主要原因。由以上分析可知,未来农村生活用水量为 70～95L/(人·d),介于当前城市居民用水定额(95L/d)与农村居民用水定额最高值(70L/d)之间,表明农村生活用水定额已经无法满足未来居民生活的需求。与此同时,居民用水习惯的改变、洗衣机的使用以及房屋和庭院清扫用水量的增加将进一步加剧农村供水的压力。

表 11-3　农村家庭净人口、太阳能热水器面积、户主年龄、菜地面积
变化趋势(2015～2024 年)

因素	年份									
	2015	2016	2017	2018	2019	2020	2021	2022	2023	2024
家庭净人口/(人/户)	2.8	2.8	2.7	2.7	2.6	2.6	2.5	2.5	2.4	2.4
太阳能热水器面积/m²	79.9	84.5	89.2	93.9	98.6	103.3	108.0	112.7	117.4	122.1

续表

因素	年份									
	2015	2016	2017	2018	2019	2020	2021	2022	2023	2024
户主年龄/岁	50.7	51.2	51.6	52.0	52.4	52.8	53.2	53.6	54.0	54.4
菜地面积/m²	37.6	37.6	37.7	37.8	37.9	38.0	38.1	38.2	38.3	38.3

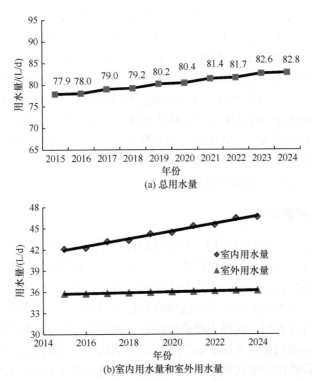

图 11-4 渭河流域农村地区生活用水量变化趋势(2015～2024 年)

11.3 农村生活用水管理建议

自从国家农村饮水安全工程实施以来，约有 1.6 亿农村居民用水获得了改善
(黄娴等, 2011)，其中关中地区农村已经基本实现了饮水工程改造与覆盖。然而，
在实际操作过程中仍有部分地区因缺乏对农村居民用水行为、用水量的科学预估，
缺乏有效的管理对策而导致供给短缺。因此，农村饮水安全的解决不仅涉及工程
技术层面的问题，更需要科学的水资源管理规划以及相关制度的制定。基于前述
章节的研究结果，提出政策建议如下。

11.3.1　用水定额管理

国家农村饮水工程经过多年的建设,渭河流域农村地区目前已经解决了1800多万人的饮水安全问题,基本实现了农村饮水工程的全覆盖。未来农村饮水工程中,连续式供水方式覆盖率与所占的比重将越来越高。因此,需要对农村居民生活用水量及未来用水发展趋势进行科学评估。本章研究表明,供水方式的改善极大地提高了当地居民对生活用水的需求,表现在用水器具的使用、室外用水量以及个人卫生用水的增加。同时未来洗衣机使用频率的增加以及房屋和庭院清扫用水的增加也将是未来生活用水量增加的主要因素。因此,陕西省规划的农村饮水工程年供水量约为 4.7 亿 m^3(关中地区为 2.6 亿 m^3/年,陕北地区为 0.5 亿 m^3/年,陕南地区为 1.6 亿 m^3/年),即人均日用水量,关中地区为 40～70L,陕北地区为 30～60L,陕南地区为 50～80L,该用水量已经无法满足当地居民的用水需求,致使部分地区(如杨凌区)的村庄采用间歇式供水方式来调节与限制家庭用水需求。因此,在我国农村供水工程的供水能力规划中,需要充分评估影响农村生活用水的主导因素及其未来发展趋势,科学地估算当前及未来的家庭用水需求,规划合理的供水方式以满足日常家庭用水需求。

11.3.2　供水时间调控管理

农村地区供水条件分布不均、基础设施良莠不齐,导致区域间与村庄间的供水能力迥异。部分村庄面临供给严重短缺,尤其夏季或用水高峰期;供水时间长短是约束家庭用水行为、减少水资源浪费的最有效、最直接的措施。因此,短期内这种间歇式供水方式不仅在渭河流域农村地区乃至在全国农村地区仍将占有较大比例。本章研究表明,在供水严重短缺时,通过供给时间的限制来约束家庭用水量,首先受影响的是室外用水量,其次受影响的为室内用水量。因此,在渭河流域农村地区若使用间歇式供水方式,建议供给时间高于 6h/d;若遇极端供水短缺,则家庭用水供给时间最少应高于 1.5h/d,以保障居民最低用水需求。同时在规划供水时间时,不仅要考虑用水量的影响,还应深入分析家庭用水行为的变化,特别是与日常基本生活需求和个人健康密切相关的用水行为。

11.3.3　收费机制管理

水价的制定不仅需要考虑供水成本与经营者的收益,还需要考虑水价因素对居民用水需求与用水行为的影响,在考虑经济效益的同时,合理规范水资源,避免浪费。目前渭河流域农村地区的村庄水价管理与制定,大多基于经济效益、方便管理等角度考虑,而忽视了价格因素对居民用水行为的影响。致使在本章研究中,水价在引导节水和规范家庭用水中起的作用不足,未起到应有的作用,主要表现在：

(1) 部分地区实行以人口数或户为单位的定额计费方式，未按计量计费，对居民用水行为缺乏约束机制，造成公共资源浪费。

(2) 水费透明度低，绝大多数居民对其家庭用水量和每月水费支出不了解，致使水价对家庭用水的调节作用不足。

基于此，我国农村水价管理应：

(1) 安装入户水表、改革目前的定额收费方式为计量收费方式，促进居民家庭用水的公平性。

(2) 提高家庭水费与用水信息的透明度。家庭水费账单应按月有效告知住户，避免当前水费与电费捆绑收取、水费告知不及时等现象；同时改革农村价格账单为流量账单，使居民清晰了解其自身用水信息。

(3) 建立有效的家庭节水激励机制，实施价格奖励与阶梯价格等方式，在保障低收入家庭生活用水的同时，促进居民实施节水行为。

11.3.4　公众节水管理

当前，供水方式的改善改变了家庭的用水行为，导致家庭用水显著增加；同时，未来的家庭用水量也将随着生活水平与用水习惯的改变而有更大的提高。因此，尽管当前农村生活用水量相对于城市生活用水而言整体较低，但仍然需要重视节水行为，尤其对于高用水人群或使用连续式供水方式的地区，居民的节水显得尤为重要。本章研究表明，农村居民的节水行为由节水态度、结果预期、行为控制以及社会准则共同决定。因此，由节水态度到实际节水行为的转化，除了在水费或激励机制上体现节水行为收益外，还需要拥有良好的社会准则，建立公众节水信任机制。当居民明白水资源供给有限，而且他也看到其他居民也在节约用水并相信政府所做的节水努力时，节水行为就会更加容易进行。公众节水信任总体上包含两个方面：对他人的信任和对社会机构或者制度的信任。在良好的节水信任下，居民一方面愿意将个人行为意向割让给集体，而另一方面则相信他人会按照集体普遍接受的准则来实施节水行为。在农村地区水资源管理方案制度中或者节水行为干预中，公众的信任度是至关重要的。如果居民认为供水管理部门不值得信任，他们不可能会接受管理者提出的节水和保障供水安全等一系列措施。同样，如果供水管理者所制定的制度被频繁质疑，将会大大削弱管理部门的公信力，无法实现更有效的水资源管理。因此，在农村供水与节水管理中，需要与居民建立双方平等基础上的沟通与交流通道，公开透明当地水资源信息与相关的管理制度，让居民熟悉管理者为居民节水与供给安全所做的努力，有助于建立公众信任度。

11.4　主要结论与展望

11.4.1　主要结论

本书通过家庭问卷调查与用水日记相结合的方法，系统地分析了供水方式、供水时间对农村生活用水行为的影响；研究了农村居民的节水行为、节水动机、节水障碍，并剖析了节水行为产生的内在原因；分析了家庭特征、水价、节水行为与生活用水量之间的关系，预测了未来农村人均生活用水量的变化，并对当前的农村生活用水管理提出建议。本书结果为深入认识家庭用水行为规律与本质，制定科学用水政策提供理论依据和数据支持。结论如下：

(1) 供水方式的改善显著影响家庭用水量与用水行为。对比三种供水方式下(连续式、间歇式和公共供水点)的农村人均生活用水量表明，连续式供水方式的村庄在人均总用水量、洗衣用水、洗浴用水、个人卫生用水以及菜地浇灌用水等方面显著高于间歇式供水与公共供水点供水方式的村庄。而间歇式供水方式与公共供水点供水之间除了菜地浇灌用水量差异显著外，其他用水类别均无显著差异。供水方式也显著地影响居民的用水行为(如个人卫生、用水器具使用和菜地浇灌)的频率。

(2) 通过供水时间限制可实现降低家庭生活用水量、调节室内与室外用水活动的目的，但同时也增加了卫生风险。当每日供水时间达到 6h 以上时，供水时间仅对室外用水量产生影响，表明此时通过供水时间的限制可以达到调节室外用水量的目的。在供水时间为 1.5～6h/d 时，供水时间将对室内用水量及其用水行为产生影响。当供水时间降到 1.5h/d 和 1h/d 时，即人均用水量为 33.6～34.7L/d，此时的用水量为当地居民的最低生活用水量，该用水量将随着居民生活水平提高而逐渐增加。与此同时，个人卫生用水频率随着供水的不足而逐渐下降，家庭成员共用一盆水的概率则逐渐增加。

(3) 不同用水人群间的用水结构、节水行为、节水动机与障碍差异显著。高用水人群的室外用水量显著高于低用水人群，因此，室外用水是家庭节水的首选目标。居民节水行为主要受节水态度、结果预期、行为控制以及社会准则影响。当地居民倾向于使用方便、易操作和低成本的节水行为，出于经济因素的考虑是家庭节水的主要动机。额外的时间和精力需求、不愿意改变生活方式，以及缺乏社会、信息支撑是节水行为面临的主要障碍。低用水人群倾向于因经济因素采用节水行为，不愿意改变现有的生活方式为其节水行为的主要障碍；高用水人群的节水动机为环境保护意识，担心消耗大量时间和精力是其节水行为的主要障碍。

(4) 农村生活用水量主要驱动因素为家庭净人口、太阳能热水器、户主年龄、菜地面积以及室外节水行为。家庭净人口、太阳能热水器以及户主年龄是室内用水量的主要影响因素；菜地面积和室外节水行为是室外用水量的主要影响因素。居民节水行为对室内用水量无显著影响，表明当前室内节水行为难以转化为实际用水量，需要开展深度节水行为。

(5) 未来渭河流域农村地区人均生活用水量将持续增加，需要加强农村生活用水管理，促进居民节水行为。通过对连续式供水方式下农村人均生活用水量(2015~2024 年)的测算，未来农村人均生活用水量呈现逐渐上升趋势，由 2015 年的 77.9L/d 增加到 2024 年的 82.8L/d，远高于当前的农村生活用水定额 40~70L/d。因此，需要从生活用水定额的制定、供水时间的调控管理、水价收费机制改革以及建立公众节水信任等方面采取措施，促进农村生活用水科学管理。

11.4.2　主要新进展

关于本书研究的主要进展如下：

(1) 系统地分析了农村生活用水行为的驱动因素，揭示了影响农村生活用水量的主导因子。

(2) 研究了不同供水限制下(供水方式、供水时间)的农村生活用水行为变化，并确定出渭河流域农村最低基本生活用水量。

(3) 揭示了农村居民主要节水行为、节水动机以及节水障碍，阐明了节水意识与节水行为之间的内在联系。

11.4.3　进一步研究问题

本书以渭河流域农村地区典型村庄为例，通过分析供水方式、供水时间、家庭特征、节水意识等家庭用水行为之间的关系，揭示了影响农村生活用水的主导因素，明确了当前家庭节水行为、动机和障碍等，并预测了未来农村生活用水量变化趋势，为家庭节水政策的制定、开展深度节水活动、建立节约型社会提供有力的保障，实现了本书的初衷。但由于生活用水行为自身的复杂性，仍存在以下问题需要进一步研究。

1) 家庭用水信息数据获取难度大

由于家庭用水行为影响因素复杂、涉及因素众多，包括社会经济因素、个人特征、习俗习惯等，难以有效地获得影响家庭用水行为的因素。本书的家庭用水日记在生活用水细节描述上具有独特优势，通过用水日记获得的用水信息详细、具体，可作为问卷数据的有益补充；但由于二者数据表达的精度与尺度不同，在二者的结合过程中往往面临着数据信息的损失。因此，家庭用水日记数据与调查问卷数据的结合需要进一步研究与探索。

2) 农村生活用水行为有待于新的突破

生活用水行为过程复杂、影响因素众多，揭示与研究生活用水行为面临巨大挑战。以洗衣用水为例，该行为的开展取决于织物的种类、洗衣工具、可利用的时间和空间以及待洗衣服的数量等，同时洗衣者的个人特征也是重要的影响因素。而目前生活用水行为研究与模型的构建多从影响生活用水量的角度来分析家庭用水行为，其构建的模型均为统计学模型。用水行为模型均面临变量过多、模型精度差的困境，具有一定的局限性。时间地理理论的研究与发展有望解决上述问题，但目前仅处于理论上的讨论阶段，尚无法用于实际的用水行为分析与研究过程中。

11.5　小　　结

(1) 对前述各章影响家庭用水因素进行综合，分析探讨了影响渭河流域农村地区生活用水的主要因素与潜在影响因素。

(2) 通过对当前影响农村生活用水主导因素变化趋势的分析，对渭河流域农村地区生活用水量进行预测。渭河流域农村地区人均生活用水量将呈现逐渐上升趋势，由 2015 年的 77.9L/d 增加到 2024 年的 82.8L/d，均超过当前所规定的生活用水定额。

(3) 综合各章节研究结果，对渭河流域农村地区生活用水管理提出了对策与建议。

参 考 文 献

白黎, 司训练, 管杜鹃, 等. 2011. 西安市城市居民生活用水量的实证分析[J]. 数学的实践与认识, 41(19): 13-21

曹麟, 蔡瑜. 2010. 宁夏大中专院校用水现状与节水定额分析[J]. 节水灌溉, 6: 58-61

陈伟, 禇元荟, 付杰, 等. 2015. 宜昌市点军区农村饮水安全工程管理机制调查研究[J]. 中国农村水利水电, 12: 91-93

陈艳霞. 2007. 渭河流域关中地区水环境承载力研究[D]. 杨凌: 西北农林科技大学

程战利, 左椒兰, 李红, 等. 2011. 武汉远城区居民生活用水量主要影响因素分析[J]. 节水灌溉, 10: 51-55

禇俊英, 陈吉宁, 王灿. 2007. 城市居民家庭用水规律模拟与分析[J]. 中国环境科学, 27(2): 273-278

高恺, 杨雷, 郭一令, 等. 2009. 农村生活用水量现状调查及影响因素分析[J]. 供水技术, 3(2): 14-17

葛芬莉. 2004. 关中地区渭河流域水资源与水环境综合治理研究[J]. 西北水力发电, 20(S1): 160-163

古明兴. 2009. 陕西省渭河流域近年水资源量及用水量变化情势分析[J]. 水资源与水工程学报, 20(1): 143-145

郭瑞丽, 吴泽宁, 于洪涛, 等. 2011. 城市居民生活用水水价的能值计算方法及应用[J]. 生态经济, 1: 33-36

贺雪莹. 2013. 陕西省杨陵区农村饮水安全工程探析[J]. 杨凌职业技术学院学报, 12(1): 15-19

胡峰. 2006. 城市居民生活用水需求影响因素研究[D]. 杭州: 浙江大学

黄娴, 王小妹, 潘峰, 等. 2011. 甘肃省静宁县农村饮用水安全问题研究[J]. 中国农村水利水电, 11: 142-145

黄泽颖. 2014. 广东省界址镇农村饮水安全问题调查与分析[J]. 中国农村水利水电, (4): 80-82

贾本有, 叶琰, 何静, 等. 2010. 重庆北碚城区居民生活用水调查与节水分析[J]. 中国农村水利水电, 11: 81-84

孔珂, 徐征和, 田守岗. 2011. 农村饮水安全工程阶梯水价优化设计[J]. 中国农村水利水电, 2: 112-115

李翠梅, 陶涛, 刘遂庆. 2010. 苏州市居民生活用水量价格弹性研究[J]. 给水排水, 46(5): 171-174

李翠梅, 王建华, 王浩. 2011. 基于价格弹性系数的城市用水量中长期预测实例研究[J]. 给水排水, 47(6): 13-16

李建平, 唐婷婷, 李瑞. 2010. 城市居民对生活用水价格认知情况分析——基于对河北省部分城市居民家庭的调查[J]. 价格理论与实践, 8: 22-23

李莉. 2008. 农村饮用水安全问题及其解决途径与措施研究[D]. 西安: 长安大学

李奇睿, 王继军, 郭满才. 2012. 基于结构方程模型的安塞县商品型生态农业系统耦合关系[J]. 农业工程学报, 28(6): 241-247

林诚二, 村上正吾, 渡边正孝, 等. 2004. 基于全球降水数据估计值的地表径流模拟——以长江

上游地区为例[J]. 地理学报, 59(1): 125-135

刘家宏, 王建华, 李海红, 等. 2013. 城市生活用水指标计算模型[J]. 水利学报, 44(10): 1158-1166

刘燕, 李小龙, 胡安焱. 2007. 河川径流对降水变化的响应研究——以渭河为例[J]. 干旱区地理, 30(1): 49-52

刘玉龙, 邵东国, 杨丰顺, 等. 2013. 湖南省农村饮水安全工程建设效果后评价研究[J]. 灌溉排水学报, 32(1): 99-102

刘兆飞, 徐宗学. 2009. 基于统计降尺度的渭河流域未来日极端气温变化趋势分析[J]. 资源科学, 31(9): 45-50

马春野, 田也壮, 裴学亮. 2011. 旅游产业发展模式演变模型研究[J]. 哈尔滨工程大学学报, 32(2): 228-235

毛小岗, 宋金平, 冯徽徽, 等. 2013. 基于结构方程模型的城市公园居民游憩满意度[J]. 地理研究, 32(1): 166-178

潘丽雯, 徐佳. 2014. 我国小型集中式和分散式供水工程现状及发展对策[J]. 中国农村水利水电, 3: 169-171

钱光兴, 崔东文. 2012. RBF 与 GRNN 神经网络模型在城市需水预测中的应用[J]. 水资源与水工程学报, 23(5): 148-152

陕西城乡供水网. [2009-03-23]. 陕西省 "2008-2012 年" 农村饮水工程规划[EB/OL]. http://slt. shaanxi.gov.cn/resources-cxgs-management-3-news-74221

陕西省统计局. 1989—2011. 陕西统计年鉴[Z]. 北京: 中国统计出版社

陕西省质量监督局. [2014-12-16]. 《行业用水定额》(陕西省地方标准 DB 61/T 943—2014) [EB/OL]. http://www.jsgg.com.cn/Files/PictureDocument/20181109185349276352290997.pdf

陕西水利年鉴编纂委员会. 2000. 陕西水利年鉴[Z]. 北京: 中国水利水电出版社

宋扬, 马钦海. 2012. 服务环境感知与顾客公民行为倾向关系的实证研究[J]. 东北大学学报(自然科学版), 33(9): 1352-1356

粟晓玲, 康绍忠, 魏晓妹, 等. 2007. 气候变化和人类活动对渭河流域入黄径流的影响[J]. 西北农林科技大学学报, 35(2): 153-159

孙勇. 2008. 我国城市人均综合用水量预测方法研究[D]. 上海: 同济大学

王新娜. 2015. 我国城镇化进程中城市居民生活用水 "浪费" 的根源研究[J]. 干旱区资源与环境, 29(11): 49-54

吴佳鹏, 程东升, 王亮. 2013. 我国农村饮水工程社会化服务供求状况分析[J]. 中国农村水利水电, 12: 104-107

徐佳, 冯平, 王琪, 等. 2015. 基于 SWOT-AHP 模型的农村饮水安全发展环境分析与战略选择[J]. 水利水电技术, 46(4): 30-34

岳利萍, 曹明明. 2004. 基于水资源价格的 PRED 综合论证研究——以陕西关中地区为例[J]. 干旱区资源与环境, 18(3): 7-12

张虎, 田茂峰. 2007. 信度分析在调查问卷设计中的应用[J]. 统计与决策, 21: 25-28

张家玉, 罗莉, 李春生. 2000. 南水北调中线工程对汉江中下游生态环境影响研究[J]. 环境科学与技术, S1: 32-33

张丽, 刘俊勇, 刘壮添, 等. 2011. 三亚市城镇生活用水定额评估与修订分析[J]. 给水排水, S1:

47-49

张宁, 张媛媛. 2011. 城市居民生活用水行为及其对需求的影响分析[J]. 杭州电子科技大学学报, 31(6): 155-158

张文彤. 2011. SPSS统计分析基础教程[M]. 北京: 高等教育出版社

张文洲, 何武全, 王玉宝, 等. 2005. 杨凌水资源开发利用现状及对策[J]. 水资源与水工程学报, 1: 75-77

赵传成, 丁永建, 叶柏生, 等. 2011. 天山山区降水量的空间分布及其估算方法[J]. 水科学进展, 22(3): 315-322

赵串串, 马宏瑞, 杨晓阳, 等. 2008. 渭河咸阳段水环境有机污染负荷与环境容量分析[J]. 环境科学与技术, 13(8): 65-67, 76

赵景波, 郁耀闯, 周旗. 2008. 渭河渭南段高漫滩沉积记录的洪水研究[J]. 地质论评, 55(2): 231-241

郑裕盛. 2000. 海南省国土规划与水资源开发对策[J]. 水利水电技术, 1: 41-43

中华人民共和国国家发展和改革委员会, 中华人民共和国水利部, 中华人民共和国卫生部, 等. [2014-08-01]. 全国农村饮水安全工程"十二五"规划[EB/OL]. http://www.jsgg.com.cn/Index/Display.asp?NewsID=17944

中华人民共和国国家统计局, 1995—2013. 中国统计年鉴(1995—2013)[Z]. 北京: 中国统计出版社

中华人民共和国国家统计局. 中华人民共和国环境保护部. 2012. 中国环境统计年鉴(2000—2012)[Z]. 北京: 中国统计出版社

中华人民共和国国家统计局农村社会经济调查司. 2000—2012. 中国农村统计年鉴(2000—2012)[Z]. 北京: 中国统计出版社

中华人民共和国国家统计局人口和就业统计司. 2000—2010. 中国人口和就业统计年鉴(2000—2010)[Z]. 北京: 中国统计出版社

中华人民共和国水利部. [2010-12-31]. 2010年中国水资源公报[EB/OL]. http://www.mwr.gov.cn/sj/tjgb/szygb/201612/t20161222_776050.html

中华人民共和国水利部. [2014-02-01]. 2014年中国水资源公报[EB/OL]. http://www.mwr.gov.cn/sj/tjgb/szygb/201612/P020161222407175333393.docx

中华人民共和国水利部. [2014-02-01]. 农村饮水工程[EB/OL]. http://www.mwr.gov.cn/ztpd/2013ztbd/jjjswx/ncysgc/201307/t20130725_477308.html

中华人民共和国水利部. 2015. 中国水资源公报(2014)[M]. 北京: 水利水电出版社

中华人民共和国水利部农村饮水安全中心, 重庆市水利局, 世界自然基金会. [2008-03-10]. 中国农村饮水安全建设管理论文集[EB/OL]. https://max.book118.com/html/2019/1021/534432033 2002141.shtm

祝田多娃, 刘燕. 2008. 渭河径流的演变分析[J]. 地下水, 1: 19-22

Abdul-Razzak M J, Ali-Khan M Z. 1990. Domestic water conservation potential in Saudi Arabia[J]. Environmental Management, 14(2): 167-178

Agthe D E, Billings R B, Dobra J L, et al. 1986. A simultaneous equation demand model for block rates[J].Water Resources Research, 22 (1): 1-4

Ajzen I. 1985. From Intentions to Actions: A Theory of Planned Behavior[M]//Kuhl J, Beckman J.

Action Control: From Cognition to Behavior. Berlin: Springer

Akkemik K A, Göksal K. 2012. Energy consumption-GDP nexus: Heterogeneous panel causality analysis[J]. Energy Economics, 34: 865-873

Al-Amin M, Mahmud K, Hosen S, et al. 2011. Domestic water consumption patterns in a village in Bangladesh[C]. The 4th Annual Paper Meet and 1st Civil Engineering Congress, Dhaka: 83-85

Alitchkov D K, Kostova I S. 1996. Possibilities for water conservation in Bulgaria[J]. GeoJournal, 40(4): 421-429

Andersen B J. 2008. Residential Landscape Water Use and Conversation[M]. Boise: University of Idaho Press

Andey S P, Kelkar P S. 2009. Influence of intermittent and continuous modes of water supply on domestic water consumption[J]. Water Resource Management, 23: 2555-2566

Arbués F, Barberán R, Villanúa I. 2000. Water price impact on residentialwater demand in the city of Zaragoza. Arabia[J]. Water Resources Research, 27(5): 667-671

Arbués F, Garcıa-Valiñas M Á, Martınez-Espiñeira R. 2003. Estimation of residential water demand: A state-of-the-art review[J]. The Journal of Socio-Economics, 32: 81-102

Asian Development Bank. [1998-03-19]. Asian Development Bank annual report 1997[EB/OL]. https://www.adb.org/sites/default/files/institutional-document/31334/ar1997.pdf

Avants S K, Margolin A, McKee S. 2000. A path analysis of cognitive, affective, and behavioral predictors of treatment response in a methadone maintenance program original research article[J]. Journal of Substance Abuse, 11: 215-230

Bagozzi R P, Ue H M, VanLoo M E. 2001. Decisions to donate bone marrow: The role of attitudes and subjective norms across cultures[J]. Psychology and Health, 16: 29-56

Baltenneck N, Portalier S, Chapon P M, et al. 2012. Effect of urban environment on perception, comfort and anxiety of visually impaired pedestrians[J]. Annee Psychologique, 112(3): 403-433

Barkatullah N. [1996-12-01]. OLS and instrumental variable price elasticity estimates for water in mixed-effects model under multiple tariff structure[EB/OL]. https://ses.library.usyd.edu.au/ bitstream/handle/2123/6747/Paper20No%20226,%20Barkatullah%20-%20Jan%201996.pdf;jsessio nid=2F455A96D339DCD50D186BBE07BE2490?sequence=1

Barrett G. 2004. Water conservation: The role of price and regulation in residential water consumption[J]. Economic Papers, 23 (3): 271-285

Beedell J D, Rehman T. 1999. Explaining farmers' conservation behavior: Why do farmers behave the way they do?[J]. Journal of Environmental Management, 57: 165-176

Berk R A, Schulman D, McKeever M, et al. 1993. Measuring the impact of water conservation campaigns in California[J]. Climatic Change, 24: 233-248

Billings R B. 1982. Specification of block rate price variables in demand models[J]. Land Economics, 58(3): 386-393

Billings R B. 1987. Alternative demand model estimations for block rate pricing[J]. Water Resources Bulletin, 23(2): 341-345

Bohmelt T, Bernauer T, Buhaug H, et al. 2014. Demand, supply, and restraint: Determinants of domestic water conflict and cooperation[J]. Global Environmental Change-Human and Policy

Dimensions, 29: 337-348

Browne A L, Medd W, Anderson B. 2013. Developing novel approaches to tracking domestic water demand under uncertainty—A reflection on the "up scaling" of social science approaches in the United Kingdom[J]. Water Resources Management, 27(4): 1013-1035

Bustreo F. 2014. Less than 1000 days to go for MDGs 4 and 5: Where are we and what needs to be done?[J]. Eastern Mediterranean Health Journal, 20(1): 3-4

Campbell H E, Johnson R M, Larson E H. 2004. Prices, devices, people, or rules: The relative effectiveness of policy instruments in water conservation[J]. Review of Policy Research, 21: 637-662

Carragher B J, Stewart R A, Beal C D. 2012. Quantifying the influence of residential water appliance efficiency on average day diurnal demand patterns at an end use level: A precursor to optimised water service infrastructure planning[J]. Resources, Conservation and Recycling, 62: 81-90

Chadha M L, Oluoch M O. 2003. Home-based vegetable gardens and other strategies to overcome micronutrient malnutrition in developing countries[J]. Food Nutrition & Agriculture, 32: 17-23

Chan D K, Fishbein M. 1993. Determinants of college women's intentions to tell their partners to use condoms[J]. Journal of Applied Social Psychology, 23: 1455-1470

Chicoine D L, Ramamurthy G. 1986. Evidence on the specification of price in the study of domestic water demand[J]. Land Economics, 62 (1): 26-32

Cialdini R D. 2003. Crafting normative messages to protect the environmen[J]. Current Directions in Psychological Science, 12(4): 105-109

Clark W, Wang G. 2003. Conflicting attitudes toward inter-basin water transfers in Bulgaria[J]. Water International, 28(1): 79-89

Collins J, Thomas G, Willis R, et al. [2003-06-05]. Carrots, sticks and sermons: Influencing public behaviour for environmental goals. Report version 4.0. Demos and Green Alliance[EB/OL]. http://www.demos.co.uk/files/CarrotsSticksSermons.pdf

Conner M, Armitage C. 1998. Extending the theory of planned behavior: A review and avenues for further research[J]. Journal of Applied Psychology, 28: 1429-1464

Corral-Verdugo V, Frias-Armenta M, Rez-Urias F, et al. 2002. Residential water consumption, motivation for conserving water and the continuing tragedy of the commons[J]. Environmental Management, 30: 527-535

Cuthbert R W. 1989. Effectiveness of conservation-oriental water rates in Tucson[J]. Journal of the American Water Works Association, 81(3): 65-73

Cyprien M, Kumar V. 2011. Correlation and path coefficient analysis of rice cultivars data[J]. Journal of Reliability and Statistical Studies, 4(2): 119-131

Da Silva A K, Goodman A. 2014. Reduce water consumption through recycling[J]. Chemical Engineering Progress, 110(4): 29-37

Dada N, Vannavong N, Seidu R, et al. 2013. Relationship between Aedes aegypti production and occurrence of Escherichia coli in domestic water storage containers in rural and sub-urban villages in Thailand and Laos[J]. Acta Tropica, 126(3): 177-185

Dandy G, Nguyen T, Davies C. 1997. Estimating residential water demand in the presence of free allowances[J]. Land Economics, 73 (1): 125-139

DEFRA (Department for Environment, Food and Rural Affairs). [2008-01-15]. Future water: The Government's water strategy for England [EB/OL]. https://assets.publishing.service.gov.uk/government/uploads/system/uploads/attachment_data/file/69346/pb13562-future-water-080204.pdf

Dolnicar S, Hurlimann A, Grün B. 2012. Water conservation behavior in Australia[J]. Journal of Environment Management, 105: 44-52

Domene E, Sauri D. 2006. Urbanisation and water consumption: Influencing factors in the metropolitan region of Barcelona[J]. Urban Studies, 43: 1605-1623

Ercumen A, Arnold B F, Kumpel E, et al. 2015. Upgrading a piped water supply from intermittent to continuous delivery and association with waterborne illness: A matched cohort study in urban india[J]. Plos Medicine, 12(10): 1-24

Espiñeira R M, Nauges C. 2004. Is all domestic water consumption sensitive to price control?[J]. Applied Economics, 36 (15): 1697-1703

Fan L, Liu G, Wang F, et al. 2013. Water use patterns and conservation in households of Wei River Basin, China[J]. Resource Conservation and Recycling, 74: 45-53

Fan L, Liu G, Wang F, et al. 2014. Domestic water consumption under intermittent and continuous modes of water supply[J]. Water Resources Management, 28(3): 853-865

Fan L, Niu H, Yang X, et al. 2015. Factors affecting farmers' behaviour in pesticide use: Insights from a field study in northern China[J]. Science of The Total Environment, 537: 360-368

Faure F, Pandit M M. [2010-01-15]. Intermittent water distribution. Sustainable sanitation and water management[EB/OL].http://archive.sswm.info/category/implementation-tools/water-distribution/hardware/water-distribution-networks/intermittent-w

Fishbein M. 1963. An investigation of the relationships between beliefs about an object and the attitude toward that object[J]. Human Relations, 16: 233-240

Fishbein M, Ajzen I. 1975. Belief, Attitude, Intention, and Behavior: An Introduction to Theory and Research Reading[M]. New Jersey: Addison-Wesley

Foster H S J, Beattie B R. 1979. Urban residential demand for water in the United States[J]. Land Economics, 55 (1): 43-58

Gazzinelli A, Souza M C C, Nascimento I I, et al. 1998. Domestic water use in a rural village in minas gerais, Brazil, with an emphasis on spatial patterns, sharing of water, and factors in water use[J]. PubMed, 14(2): 265-277

Gilg A, Barr S, Ford N. 2005. Green consumption or sustainable lifestyles? Identifying the sustainable consumer[J]. Futures, 37: 481-504

Gleick P H, Iwra M. 1996. Basic water requirements for human activities: Meeting basic needs[J]. International Journal of Water, 21(2): 83-92

Gregory G D, Leo M D. 2003. Repeated behavior and environmental psychology: The role of personal involvement and habit formation in explaining water consumption[J]. Journal of Applied Social Psychology, 33: 1261-1296

Guler M, Adak M S, Ulukan H. 2001. Determining relationships among yield and some yield components using path coefficient analysis in chickpea (Cicer arietinum L.)[J]. European Journal of Agronomy, 14: 161-166

Hassell T, Cary J. [2007-04-20]. Promoting behavioural change in household water consumption: Literature review, smart water, Australia[EB/OL]. https://assets.publishing.service.gov.uk/government/uploads/system/uploads/attachment_data/file/69346/pb13562-future-water-080204.pdf

Hegger D L T, Spaargaren G, van Vliet B J M, et al. 2011. Consumer-inclusive innovation strategies for the Dutch water supply sector: Opportunities for more sustainable products and services[J]. Wageningen Journal of Life Sciences, 58: 49-56

Hewitt J A, Hanemann W M. 1995. A discrete/continuous choice approach to residential water demand under block rate pricing[J]. Land Economics, 71(2): 173-192

Hines J M, Hungerford H R, Tomera A N. 1986. Analysis and synthesis of research on responsible environmental behaviour: A meta-analysis[J]. Journal of Environmental Education, 18: 1-8

Howard G, Bartram J. [2003-01-15]. Domestic water quantity, service level and health[EB/OL]. http://www. who.int/water_sanitation_health/diseases/WSH03.02.pdf

Hustvedt G, Ahn M, Emmel J. 2013. The adoption of sustainable laundry technologies by US consumers[J]. International Journal of Consumer Studies, 37(3): 291-298

Iglesias E, Blanco M. 2008. New directions in water resources management: The role of water pricing policies[J]. Water Resources Research, 44: 11-17

Jackson T. [2005-12-01]. Motivating sustainable consumption: A review of evidence on consumer behaviour and behaviour change[EB/OL]. http://sustainablelifestyles.ac.uk/sites/default/files/motivating_sc_final.pdf

Jacob G A, Ower N, Buchholz A. 2013. The role of experiential avoidance, psychopathology, and borderline personality features in experiencing positive emotions: A path analysis[J]. Journal of Behavior Therapy and Experimental Psychiatry, 44: 61-68

Jiang Y. 2009. China's water scarcity[J]. Journal of Environmental Management, 90: 3185-3196

Jorgensen B, Graymore M, O'Toole K. 2009. Household water use behavior: An integrated model[J]. Journal of Environmental Management, 91: 227-236

Kanchanapibul M, Lacka E, Wang X, et al. 2014. An empirical investigation of green purchase behaviour among the young generation[J]. Journal of Cleaner Production, 66: 528-536

Karnouskos S. 2013. Smart houses in the smart grid and the search for value-added services in the cloud of things era[C]. International Conference on Industrial Technology, Cape Town: 1-10

Kenney D, Goemans C, Klein R, et al. 2008. Residential water demand management: Lessons from Aurora, Colorado[J]. Journal of American Water Resources Association, 44: 192-207

Kenny J F, Barber N L, Hutson S S, et al. [2009-08-02]. Estimated use of water in the United States in 2005[EB/OL]. https://pubs.usgs.gov/circ/1344

Keshavarzi A R, Sharifzadehb M, Haghighi A A K, et al. 2006. Rural domestic water consumption behavior: A case study in Ramjerd area, Fars Province, I.R. Iran[J]. Water Research, 40(6): 1173-1178

Krantz H. 2005. Matter that matters: A study of household routines in a process of changing water and sanitation arrangements[D]. Norrköping : Linköping University Electronic Press

Krantz H. 2006. Household routines—A time-space issue: A theoretical approach applied on the case of water and sanitation[J]. Applied Geography, 26: 227-241

Kreps D M. 1990. A Course in Microeconomic Theory[M]. Princeton: Princeton University Press

Krpan D, Schnall S. 2014. Too close for comfort: Stimulus valence moderates the influence of motivational orientation on distance perception[J]. Journal of Personality and Social Psychology, 107(6): 978-993

Lapinski M K, Rimal R N. 2005. An explication of social norms[J]. Communication Theory, 15(2): 127-147

Lee M Y. 1981. Mandatory or voluntary water conservation: A case study of Iowa communities during drought[J]. Journal of Soiland Water Conservation, 36: 231-234

Lee M Y, Tansel B, Balbin M. 2011. Influence of residential water use efficiency measures on household water demand: A four year longitudinal study[J]. Resources, Conservation and Recycling, 56: 1-6

Lee M Y, Warren R D. 1981. Use of a predictive model in evaluating water consumption conservation[J]. Water Resources Bulletin, 17: 948-955

Leviston Z, Porter N B, Jorgensen B S, et al. 2005. Towards sustainable irrigation practices: Understanding the irrigator: A case study in the Riverland, South Australia[C]. CSIRO Land and Water, Perth: 17-23

Li H X, Zhang Q, Li W W, et al. 2015. Spatial analysis of rural drinking water supply in China[J]. Water Policy, 17(3): 441-453

Lockie S, Lyons K, Lawrence G, et al. 2004. Choosing organics: A path analysis of factors underlying the selection of organic food among Australian consumers[J]. Appetite, 43: 135-146

Loh M, Coghlan P. [2003-12-02]. Domestic water use study: In Perth, Western Australia 1998-2001[EB/OL]. http://www.water.wa.gov.au/__data/assets/pdf_file/0016/5029/42338.pdf

Long H, Wang L. 2011. Key factors identification of product service configuration requirement[C]. International Conference on Management and Service Science, Wuhan: 1-6

Lyman R A.1992. Peak and off-peak residential water demand[J]. Water Resources Research, 28(9): 2159-2167

Lyons S, O'Doherty J, Tol R S J. 2010. Determinants of water connection type and ownership of water-using appliances in Ireland[J]. Water Resource Management, 24: 2853-2867

MacKenzie-Mohr D, Nemiroff L S, Beers L, et al. 1995. Determinants of responsible environmental behaviour[J]. Journal of Social Issues, 51: 139-156

Makoni F S, Manase G, Ndamba J. 2004. Patterns of domestic water use in rural areas of Zimbabwe, gender roles and realities[J]. Physics and Chemistry of the Earth, 29: 1291-1294

Manlosa A O, Briones N D, Alcantara A J, et al. 2013.Willingness to pay for conserving layawan watershed for domestic water supply in Oroquieta City, Philippines[J]. Journal of Environmental Science and Management, 16(2): 1-10

Martin N. [1999-12-07]. Population, households and domestic water use in countries of the Mediterranean Middle East (Jordan, Lebanon, Syria, the West Bank, Gaza and Israel)[EB/OL]. https://ideas.repec.org/p/wop/iasawp/ir99032.html

Martin W E, Thomas J F. 1986. Policy relevance in studies of residential water demand[J]. Water

Resources Research, 22(13): 1735-1741

McIntosh A C. [2003-01-15]. Asian water supplies—Reaching the urban poor. Asian Development Bank and International Water Association[EB/OL]. https://ideas.repec.org/p/wop/iasawp/ir99032.html

McIntosh A C, Yniguez C E. [1997-01-15]. Second water utilities data book—Asian and pacific region. Manila, Philippines: Asian Development Bank[EB/OL]. https://think-asia.org/bitstream/handle/11540/4866/Second%20Water%20Utilities%20Data%20Book%20%28October%201997%29.pdf?sequence=1

Mendola M. 2012. Rural out-migration and economic development at origin: A review of the evidence[J]. Journal of International Development, 24: 102-122

Munn A J, Skeers K L, McLeod S R, et al. 2013. Water use and feeding patterns of the marsupial western grey kangaroo grazing at the edge of its range in arid Australia, as compared with the dominant local livestock, the Merino sheep[J]. Mammalian Biology, 79(1): 1-8

MWRC (The Ministry of Water Resources the People's Republic of China). [2012-12-10]. Safe drinking water[EB/OL]. http://www.mwr.gov.cn/english/sdw.html

Nauges C, Thomas A. 2000. Privately-operated water utilities, municipal price negotiation, and estimation of residential water demand: The case of France[J]. Land Economics, 76 (1): 68-85

Nieswiadomy M L, Molina D J. 1988. Urban water demand estimates under increasing block rates[J]. Growth and Change, 19(1): 1-12

Nieswiadomy M L, Molina D J. 1991. A note on price perception in water demand models[J]. Land Economics, 67(3): 352-359

Nyong A O, Kanaroglou P S. 2001. A survey of household domestic water-use patterns in rural semi-arid Nigeria[J]. Journal of Arid Environments, 49: 387-400

Paisley C M, Sparks P. 1998. Expectations of reducing fat intake: The role of perceived need within the theory of planned behavior[J]. Psychology and Health, 13: 341-353

Pakula C, Stamminger R. 2010. Electricity and water consumption for laundry washing by washing machine worldwide[J]. Energy Efficiency, 3(4): 365-382

Potter R B, Darmame K. 2010. Contemporary social variations in household water use, management strategies and awareness under conditions of "water stress": The case of Greater Amman, Jordan[J]. Habitat International, 34: 115-120

Qiao Z, McAleer M, Wong W K. 2009. Linear and nonlinear causality between changes in consumption and consumer attitudes[J]. Economics Letters, 102: 161-164

Randolph B, Troy P. 2008. Attitudes to conservation and water consumption[J]. Environmental Science and Policy, 11: 441-455

Renwick M E, Archibald S O. 1998. Demand side management policies for residential water use: Who bears the conservation burden? [J]. Land Economics, 74: 343-360

Renwick M E, Green R D. 2000. Do residential water demand side management policies measure up? An analysis of eight California water agencies[J]. Journal of Environmental Economics and Management, 40: 37-55

Richter C P, Stamminger R. 2012. Water consumption in the kitchen—A case study in four european countries[J]. Water Resources Manage, 26(6): 1639-1649

Roberts L. [2000-05-11]. Diminishing standards: How much water do people need?[EB/OL]. https://www.icrc.org/en/doc/resources/documents/misc/57jpl6.htm

Roberts L, Chartier Y, Chartier O, et al. 2001. Keeping clean water clean in a Malawi refugee camp: A randomized intervention trial[J]. Bulletin of the World Health Organization, 79(4): 280-287

Rolls J M. 2001. A review of strategies promoting energy related behaviour change[C]. Proceedings of Solar World Congress, Kassel: 342-348

Ropke I. 2005. Comfort, cleanliness and convenience: The social organization of normality[J]. Ecological Economics, 53(1): 144-145

Rosen S, Vincent J R. [1999-01-15]. Household water resources and rural productivity in sub-saharan Africa: A review of the evidence[EB/OL]. http://citeseerx.ist.psu.edu/viewdoc/download;jsessionid= 60298C49EDD613114D97D693C70B21C6?doi=10.1.1.602.869&rep=rep1&type=pdf

Salazar R, Szidarovszky F, Rojano A. 2010. Water distribution scenarios in the Mexican Valley[J]. Water Resources Management, 24: 2959-2970

Saltelli A, Tarantola S, Campolongo F, et al. 2004. Sensitivity Analysis in Practice: A Guide to Assessing Scientific Models[M]. Chichester: John Wiley and Sons

Sammer K, Wüstenhagen R. 2006. The influence of eco-labelling on consumer behavior—Results of a discrete choice analysis for washing machines[J]. Business Strategy and the Environment, 15(3): 185-199

Shah A. [2009-09-11]. Poverty facts and statistics. social, political, economic and environmental issues that affect us[EB/OL]. https://www.globalissues.org/article/26/poverty-facts-and-stats

Shen D. [2006-03-10]. Access to water and sanitation in china: History, current situation and challenges, human development report[EB/OL]. http://hdr.undp.org/sites/default/files/shen_dajun. pdf

Shen J, Saijo T. 2009. Does an energy efficiency label alter consumers' purchasing decisions? A latent class approach based on a stated choice experiment in Shangai[J]. Journal of Environmental Management, 90: 3561-3573

Shin J S. 1985. Perception of price when information is costly: Evidence from residential electricity demand[J]. Review of Economics and Statistics, 67(4): 591-598

Shove E. 2003. Comfort, Cleanliness and Convenience: The Social Organization of Normality[D]. Oxford: BERG

Shove E, Franceys R, Morris J. 2010. Behavioural Change and Water Efficiency. ESRC (Economic and Social Research Council) Seminar Series—Mapping the Public Landscape[M]. Swindon: Polaris House

Stevens T H, Miller J, Willis C. 1992. Effect of price structure on residential water demand[J]. Water Resources Bulletin, 28(4): 681-685

SWWA (The Swedish Water and Wastewater Association). [2000-03-10]. Facts on water supply and sanitation in Sweden[EB/OL]. http://www.svensktvatten.se/Om-Svenskt-Vatten/Om-oss/In-English

Syme G J, Seligman C, Thomas J F. 1991. Predicting water consumption from homeowners' attitudes[J]. Journal of Environmental Systems, 20: 157-168

Syme G J, Shao Q, Po M, et al. 2004. Predicting and understanding home garden water use[J].

Landscape Urban Plan, 68: 121-128

Teisl M, Rubin J, Noblet C L. 2008. Non dirty dancing? Interactions between eco-labels and consumers[J]. Journal of Economic Psychology, 29(2): 140-159

Totsuka N, Trifunovic N, Vairavamoorthy K. 2004. Intermittent urban water supply under water starving situations[C]. Proceedings of the 30th WEDC International Conference, Vientiane: 505-512

UNDP(United Nations Development Programme). [2012-3-5]. The Millennium Development Goals Report 2012[EB/OL]. https://www.undp.org/content/dam/undp/library/MDG/english/The_MDG_Report_2012.pdf

UNHCR. 1982. Handbook for Emergencies, Part One: Field Operations[M]. Geneva: UNHCR Press

Vairavamoorthy K, Gorantiwar S D, Mohan S. 2007. Intermittent water supply under water scarcity situations[J]. Water International, 32(1): 121-132

Vairavamoorthy K, Gorantiwar S D, Pathirana A. 2008. Managing urban water supplies in developing countries—Climate change and water scarcity scenarios[J]. Physics and Chemistry of the Earth, 33: 330-339

Verwymeren A. [2017-06-08]. Do front-load washers save money, or just water?[EB/OL]. https://www.foxnews.com/real-estate/do-front-load-washers-save-money-or-just-water

Victorian Government. 2004. Securing Our Eater Future Together: Victorian Government White Paper[Z]. Melbourne: Department of Sustainability and Environment

Vieira P, Jorge C, Covas D. 2017. Assessment of household water use efficiency using performance indices[J]. Resources Conservation and Recycling, 116: 94-106

Wang H. [2017-06-08]. China finds subsidised eco-fridges hard to shift[EB/OL]. https://www.chinadialogue.org.cn/article/show/single/en/5127-China-finds-subsidised-eco-fridges-hard-to-shift

Wang L, Ding X, Huang R, et al. 2014. Choices and using of washing machines in Chinese households[J]. International Journal of Consumer Studies, 38(1): 104-109

Wardell J D, Read J P, Colder C R, et al. 2012. Positive alcohol expectancies mediate the influence of the behavioral activation system on alcohol use: A prospective path analysis[J]. Addictive Behaviors, 37: 435-443

WB(The World Bank). [2012-02-22]. World development indicators[EB/OL]. https://pdfs.semanticscholar.org/d9fa/b6121c8f5d1a48e5b07344c6a7c000153f33.pdf

WHO. 1997. Guidelines for Drinking-Water Quality(2nd edition): Volume 3, Surveillance and Control of Community Supplies[EB/OL]. http://www.who.int/water_sanitation_health/dwq/gdwqvol32ed.pdf

WHO & UNICEF. [2012-02-20]. Progress on Drinking Water and Sanitation: 2012 Update. http://www.unicef.org/media/files/JMPreport2012.pdf

Willis R, Stewart R A, Panuwatwanich K, et al. 2009. Gold Coast domestic water end use study. Water[J]. Peter Sterling, 36(6): 79-85

Willis R, Stewart R A, Panuwatwanich K, et al. 2011. Quantifying the influence of environmental and water conservation attitudes on household end use water consumption[J]. Journal of Environmental Management, 92: 1996-2009

Woods P S A, Wynne H J, Ploeger H W, et al. 2003. Path analysis of subsistence farmers' use of veterinary services in Zimbabwe[J]. Preventive Veterinary Medicine, 61: 339-358

Worthington A C, Hoffman M. 2008. An empirical survey of urban water demand modelling[J]. Journal of Economic Surveys, 22 (5): 842-871

Wroclawski D. [2014-06-08]. The great washer debate: Are front-loaders really better?[EB/OL]. https://www.usatoday.com/story/tech/2014/10/13/the-great-washer-debate-are-front-loaders-really-better/17204535/

Wutich A. [2009-09-13]. Estimating household water use: A comparison of diary, prompted recall, and free recall methods[EB/OL]. https://journals.sagepub.com/doi/10.1177/1525822X08325673

Xinhua English. [2007-09-13]. NW China Province to reduce pollution on Yellow River tributary [EB/OL]. http://english.sina.com/china/1/2007/1021/128861.html

Xu Q, Chen Q W, Ma J F, et al. 2014. Water saving and energy reduction through pressure management in urban water distribution networks[J]. Water Resources Management, 28(11): 3715-3726.

Yeaton K. 2008. Recruiting and managing the "why?"[J]. Cardiovascular Research, 78(4): 68

Young C E, Kingsley K R, Sharpe W E. 1983. Impact on residential water consumption of an increasing rate structure[J]. Water Resources Bulletin, 19(1): 81-86

Young D R. 1996. Some psychological aspects of reduced consumption behavior: The role of intrinsic satisfaction and competence motivation[J]. Environment and Behaviour, 28: 358-409

Yu S, Zhu K, Zhang X. 2012. Demand projection of China using a path-coefficient analysis and PSO-GA approach[J]. Energy Conversion Management, 53: 142-153

Zhou Y, Tol R S J. 2005. Economic analysis of domestic, industrial and agricultural water demands in China[J]. Water Science and Technology: Water Supply, 5: 85-93

附　　录

村级访谈式问卷调查表(部分)(Ⅰ)

问卷编号：

调查时间：20___年___月___日

调查地点：_____省_____(镇)_____村

A. 村内基本信息

村庄总户数					
总人口					
家庭净人口	≤2人	3人	4人	5人	≥6人
户数					
人均年收入					
人均农业年收入					

年龄	≥60		46~59		21~45		10~20		<10	
人数	男	女	男	女	男	女	男	女	男	女

B. 村庄生活供水信息

项目	信息
自来水通水时间	年
水费按照下列哪种情况收费	按水表收费 □；按人头收费 □；不收费 □；其他 □ 注明_____
水价是多少	_____元/立方米；_____元/(人·月)
哪一年开始按照水表进行收费	_____年
收费形式	每月收费一次 □；每年收费一次 □；隔几月收费一次 □
每年家庭生活用水总量是多少	
最高月份村内用水多少立方米，或耗电多少度	
最低月份村内用水多少立方米，或耗电多少度	
每天供水时间段	
平均每月停水几次	
平均停水时间几小时	
停水主要的原因是什么	

C. 村庄供水设施信息

问题	信息
村庄生活用水供水由哪些部门负责组织管理	
日常管理与维护包括哪些内容	
每年出现哪些故障，共多少次	
出现故障的原因有哪些	
村里每年收取生活用水费用多少元	
每年管理费用多少，费用来源及所占的比例	
每年维修费用多少，费用来源及所占的比例	
您认为生活用水管理还存在哪些问题	

D. 居民节水意识宣传

问题	信息
村里生活用水是否出现过紧张	
村内节水宣传教育一般由哪些部门组织	
村里对居民生活用水有哪些限制	
您认为农村节水行动存在哪些难度	

E. 其他用水问题等

编号	问题	希望解决途径

农户访谈式问卷调查表(部分)(Ⅱ)

问卷编号：

调查时间：20___年___月___日

调查地点：_____省_____(镇)_____村

尊敬的受访者：

　　感谢您在百忙之中抽出时间来参与问卷调查活动，本次问卷旨在掌握农村生活用水信息与节水信息的详细信息，答案无对错之分，请您如实填写即可。您的信息我们承诺将严格保密，随后我们将附上一份小礼品，以表达我们的感谢。

　　谢谢您的支持！

A：受访者与家庭成员信息

被访问人	姓名	性别(1.男；2.女)	年龄	受教育程度/年	是否常年在外?(1.是；2.否)	外出原因(1.务工;2.上学;3 其他：_____请注明)	在外时间/(月/年)
成员1(户主)							
成员2							
成员3							
成员4							
成员5							
成员6							

　　B：家庭特征信息(部分信息需要您如实填写，部分信息需要您在相应的选项中打"√")

问题	选项
您家庭年收入大约多少	_____万元
主要收入来源	农业 □；务工 □
在您村里，您家庭整体的经济水平	高 □；中等偏上 □；中等 □；较低 □；很低 □
您家是哪一年通的自来水	
水费按照下列哪种情况收费	按水表收费 □；按人头收费 □；不收费 □；其他 □ 注明___

续表

问题	选项
哪一年开始按照水表进行收费	＿＿＿＿年
水价是多少	＿＿＿＿元/立方米；　　　　　　＿＿＿＿元/(人·月)
您对水价熟悉吗	熟悉 □；　　　不熟悉 □
您认为当前水价偏高吗	偏高 □；合适 □；　偏低 □
您对您家每月水费熟悉吗	熟悉 □；　　　不熟悉 □
您家夏季每月水费多少钱	＿＿＿＿元
您家冬季每月水费多少钱	＿＿＿＿元
洗衣机哪一年买的	＿＿＿＿年(如果无该设备请填写"0")
家里太阳能热水器哪一年买的	＿＿＿＿年(如果无该设备请填写"0")
洗澡间是哪一年修建的	＿＿＿＿年(如果无该设备请填写"0")
洗衣机经常使用吗	一直使用 □；经常使用 □；偶尔使用 □；很少使用 □；从不使用 □
太阳能热水器经常使用吗	一直使用 □；经常使用 □；偶尔使用 □；很少使用 □；从不使用 □
洗澡间经常使用吗	一直使用 □；经常使用 □；偶尔使用 □；很少使用 □；从不使用 □
近5年内家里打算增加以下设备吗	洗澡间 □；洗衣机 □；太阳能热水器 □； 用水冲的厕所 □；不打算增加 □
您家院子面积大约多少平方米	＿＿＿＿平方米
您家菜地面积大约多少平方米	＿＿＿＿平方米
您家里大型家畜有哪些，以及数量是多少	奶牛＿＿ 只；羊＿＿只；猪＿ 只；其他(请注明)＿＿＿ 只

C：家庭用水信息(部分信息需要您如实填写，部分信息需要您在相应的选项中打"√")

问题	选项
请估测您平均每日洗脸、刷牙、洗脚用水多少斤	＿＿＿＿斤
请估测您每次洗澡需要用水多少斤	＿＿＿＿斤
请估测一下您家里厨房(做饭、洗菜、刷锅、洗碗等)每日用水多少斤	＿＿＿＿斤(若有需要请咨询家庭其他成员)
请估测您家里每日洗衣需要用水多少斤	＿＿＿＿斤(若有需要请咨询家庭其他成员)
请估测您家里每日清扫、冲院子、拖地用水多少斤	＿＿＿＿斤(若有需要请咨询家庭其他成员)
请估测您家冲水马桶每日用水多少斤	＿＿＿＿斤(若无该器具，无须填写)

续表

问题	选项
请估测您家里家畜每日喂养需要用水多少斤	_____斤(若有需要请咨询家庭其他成员)
请估测您家每次浇菜地需要用水多少斤	_____斤(若有需要请咨询家庭其他成员)
家庭其他用水量	_____斤(请注明类别用水类型：_____)
请估测一下您家里一般存水多少斤	_____斤(若有需要请咨询家庭其他成员)
您每周洗浴几次	_____次
请估算一下您每日洗脸、脚和手的次数	_____次
请估算一下您每日洗脸、脚和手时与家庭其他成员共用一盆水的次数	_____次
您家里每周洗衣几次	_____次(若有需要请咨询家庭其他成员)
请估算一下您每周浇灌菜地的次数	_____次(若有需要请咨询家庭其他成员)
请估算一下您每周清扫房屋与庭院的次数	_____次(若有需要请咨询家庭其他成员)
请估算一下您家每周使用洗衣机的次数	_____次(若有需要请咨询家庭其他成员)
请估算一下您每周在洗澡间洗浴的次数	_____次
请估算一下您每周洗浴时使用太阳能热水器的次数	_____次

D. 节水意识调查

以下问题涉及您对水资源保护态度和家庭节水表述,请在相应的选项(完全同意、同意、不清楚、基本不同意、完全不同意)中打"√"。

序号	问题	完全不同意	基本不同意	不清楚	同意	完全同意
1	自然环境很重要,而且很容易受到破坏					
2	近年来自然灾害发生越来越严重					
3	人类有权改造自然,来满足我们日常需求					
4	水是一种非常重要的自然资源					
5	减少用水是保护环境的一种方法					
6	节约用水是文明和有教养的象征					
7	除了扩大水资源的供给来寻找解决办法,采用家庭节水来解决供水危机更为重要					
8	家庭节水可以解决目前供水短缺现状					

续表

序号	问题	完全不同意	基本不同意	不清楚	同意	完全同意
9	节约用水会显著地减少对家庭水费支出					
10	节约用水对社会环境带来显著变化					
11	节约用水不会对我的日常生活带来不便					
12	就我的家庭而言,可通过节水行为来减少用水					
13	我认为我的邻居、朋友和家庭成员大家都在节约用水					
14	目前整个社会都在采取积极的措施进行节水宣传与节水尝试					

E. 节水行为调查

以下是一些节水行为,请您看看哪些在您家庭里开展过,请在选项(从来没有、很少发生、不清楚、经常发生、一直发生)中打"√"。

序号	问题	从来没有	很少发生	不清楚	经常发生	一直发生
1	在洗漱、刷牙过程中关水龙头					
2	洗浴过程中,间断放水沐浴					
3	缩短洗浴时间					
4	使用洗衣机时,总是将衣服集中起来,满负荷清洗					
5	将脏衣服集中起来,统一手洗					
6	购买衣服时,选择那些不需要单独清洗的衣服类型					
7	在清洗水果、蔬菜时,放在盆里集中清洗,避免直接在水龙头下清洗					
8	把衣服集中起来一起清洗					
9	炊具、食具上的油污,先擦除再洗涤					
10	庭院清扫,避免使用软管冲地					
11	经常扫地,尽可能减少拖地次数					
12	洗衣灰水用于清扫庭院和冲厕所					
13	使用耐旱蔬菜品种					
14	减少菜地面积					
15	减少浇地次数					
16	仅在早晨或傍晚浇灌					

续表

序号	问题	从来没有	很少发生	不清楚	经常发生	一直发生
17	经常检查、维修水管、龙头漏水情况					
18	看管孩子不要玩水					
19	外出旅行时，切断水源					
20	以身作则，引导孩子进行节水行为					

F. 节水动机与障碍调查

(1) 您认为促使您和您家庭采用节水行为的主要因素有哪些？请您在符合情况的选项上打"√"（可多选）。

从来没有想过进行节水行为　□

经济因素　□

经济因素与环境保护因素，但主要出于经济因素　□

经济因素与环境保护因素二者同等重要　□

环境保护因素　□

经济因素与环境保护因素，但主要出于环境保护因素　□

(2) 您认为目前阻碍您和您家庭进行节水行为的主要原因有哪些？请您在符合情况的选项上打"√"（可多选）。

没有障碍，一直都在节水　□

从来没有想过进行节水　□

节水将花费大量的时间和精力　□

采用节水行为将改变原有的生活规律　□

缺乏邻居、朋友以及家庭成员认可　□

缺乏节水相关的技术　□

缺乏资金的支持与激励　□

家庭用水日记(Ⅲ)

编号：

记录时间：_____年___月___日　　　　地点：_____(镇)_____村

户主：_____；记录人_____

时间	用水量/斤	用途	使用人	时间	用水量/斤	用途	使用人
0:00:00				12:00:00			
0:20:00				12:20:00			
0:40:00				12:40:00			
1:00:00				13:00:00			
1:20:00				13:20:00			
1:40:00				13:40:00			
2:00:00				14:00:00			
2:20:00				14:20:00			
2:40:00				14:40:00			
3:00:00				15:00:00			
3:20:00				15:20:00			
3:40:00				15:40:00			
4:00:00				16:00:00			
4:20:00				16:20:00			
4:40:00				16:40:00			
5:00:00				17:00:00			
5:20:00				17:20:00			
5:40:00				17:40:00			
6:00:00				18:00:00			
6:20:00				18:20:00			
6:40:00				18:40:00			
7:00:00				19:00:00			
7:20:00				19:20:00			
7:40:00				19:40:00			
8:00:00				20:00:00			
8:20:00				20:20:00			
8:40:00				20:40:00			
9:00:00				21:00:00			
9:20:00				21:20:00			
9:40:00				21:40:00			
10:00:00				22:00:00			
10:20:00				22:20:00			
10:40:00				22:40:00			
11:00:00				23:00:00			
11:20:00				23:20:00			
11:40:00				23:40:00			